U0303624

# 医学的温度

韩启德　著

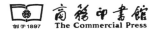

商务印书馆
The Commercial Press
创于1897

**图书在版编目(CIP)数据**

医学的温度 / 韩启德著. —北京:商务印书馆,2020(2021.4 重印)
ISBN 978 - 7 - 100 - 18986 - 6

Ⅰ. ①医… Ⅱ. ①韩… Ⅲ. ①医学—研究 Ⅳ. ①R

中国版本图书馆 CIP 数据核字(2020)第 164210 号

**医学的温度**

韩启德 著

商 务 印 书 馆 出 版
(北京王府井大街 36 号 邮政编码 100710)
商 务 印 书 馆 发 行
北 京 通 州 皇 家 印 刷 厂 印 刷
ISBN 978 - 7 - 100 - 18986 - 6

2020 年 10 月第 1 版 开本 880×1230 1/32
2021 年 4 月北京第 7 次印刷 印张 7¼

定价:39.00 元

# 目　录

# 医学的温度（代序）<sup>*</sup>

　　我 10 岁时得了猩红热，两周后继发严重风湿性关节炎和心包积液，住进一家小的私立医院，昏迷三天后被救了过来。除最严重时用过几天青霉素外，没有其他什么治疗，护理却十分周到，绝对卧床，连饭都由护士喂到嘴里。护士们都很喜欢我，一有空就轮着来给我讲故事。60 多年过去了，我还记得那张病床，那间病房，窗外的那几棵大松树。在那里，我人生第一次感受到来自父母和家庭以外的温情。护士们长什么样我很快忘记了，但她们却在我幼小的心灵中留下了一片柔软的地方，留下了一种特别的美，一种爱的美丽。哦，医学是有温度的！

　　后来我学了医，1962 年我考进上海第一医学院医学系，六年制。可惜，学完三年基础课，还没来得及进医院，就去参加了一年的"四清"运动，回来后又遇到"文革"，失去了所有学习

----

\*　本文根据作者 2018 年 10 月在北京大学第三医院建院 60 周年纪念大会上的讲话整理。

临床医学的时间，仅在 1968 年初获得过短短两周的所谓"复课闹革命"的机会。记得中山医院大内科副主任仅用四节课给我们讲完内科学总论，接着就让我们分组去门诊实习了，目的是学习物理检查。就在那里，我接诊了从医生涯的第一位病人。那是一位 16 岁的农村女孩，主诉长期阵发性腹痛。我按课本里的要求，望触叩听，从头到脚做了全套物理检查，足足用了一个多小时，没有发现任何异常——由于没有学过任何别的临床课程，当然对诊断一头雾水。我把病人领到老师跟前，老师问了几句，摸了一下肚子，马上做出了肠道蛔虫症的诊断，给病人开出了只有驱蛔灵一种药的处方。带女孩来看病的老伯伯临别时对我千恩万谢，说从来没有遇到过一个医生能为病人检查得那么仔细、那么认真。他对我说，这回孩子的病肯定能治好了。50 年过去了，当时那位老伯伯的笑脸和他真挚的谢意仍然留在我的心里，使我懂得了医生的态度也是可以治病的。

1968 年底，我被分配到陕西农村一个公社卫生院工作。当时病人问得最多的是两个问题："大夫，我的病你治过吗？""大夫，我的病你能治好吗？"那时，我的回答常常是："我没有治过，你吃我的药试试看。"结果，不少奔着"上海医生"来的病人不再找我看病。而同事中有一位老医生——他仅在旧国民党部队当过几天卫生员，常常告诉病人心脏有五级杂音，注射葡萄糖加维 C 就能治好——他的周围却总是围满了病人。慢慢地，我懂得了，病人需要的不仅是医术，还需要安慰和对医生的信任。我不能骗人，但必须学会沟通。我渐渐学会了如何跟病人说话。与此同时，我拼命地工作和学习，只要是有助于解除病人痛苦的事情，就竭尽全力去做。

当时的卫生院只有一间药房、一间注射室和一间面积稍大的门诊室，遇到中毒性痢疾、肺炎、消化不良导致严重脱水等患儿，我就让出自己的床，几天几夜连续观察治疗；没有抽吸泵，我就口对口把堵塞患儿呼吸道的浓痰吸出来；急性心力衰竭病人需要快速洋地黄化，我连续几天骑车去病人家里看着病人按时按量服药，用几毛钱挽回生命；农民牙病多，"牙疼不是病，来时要人命"，等到他们来看医生时往往到了只能拔牙的阶段，我买来一把牙挺和两把牙钳，自学了麻醉技术，给人拔牙；农村卫生条件差，脓疱疮病人多，且常常久治不愈，我从民间觅来单方，加上自制外用药，基本能药到病除；碰到脱臼病人，我对着《葛氏小外科学》给病人复位，一分钱不花，立竿见影；妇女产后乳汁不下，我看农妇多数身体壮实，主要为肝气郁结所致，就用中药逍遥散和针灸，加上心理疏导，效果很好，求助者络绎不绝；后来我到当地一家区级医院学了两个月外科，建起了手术室，开展了一些腹部和五官科的小手术。

总之，是病人的痛苦驱使我去努力做事，是病人促使我不断学习。说句实在话，也是在病人身上的实践，让我的临床能力不断提高，是病人让我成为一个合格的基层全科医生。我学会了沟通，增长了本领，越来越得到农民朋友的信任。病治好了，他们感激我；病没治好，他们说"韩先生都看过了，也就这样了"；我收治的病人死了，他们反过来安慰我："大夫看得了病，救不了命。"有时早上起床，会在宿舍窗台上看到手绢里包着几个鸡蛋或者几个白面馒头，那是老乡们送我的，但没有留名，他们仅仅想表达对我的感谢。每当这种时候，我都感到无比幸福，天底下还有比这更加纯洁、更加珍贵的情感吗？赠人玫瑰，手有余香。为别人做好事，能得到情感上的回报，我很满足。久而久之，我心里就形成了一个理念：为他人做好事，获得人们的好口碑，就是幸福。回忆这些，常令我感叹：医学是有温度的！

改革开放，有了读研究生的机会，我选择了基础医学，从此进入了唯物论医学的天地。开始时，我主要从事病理生理学研究，还比较重视整体；1985 年去美国进修后，我改为分子药理学研究，更加沉浸于还原论和机械唯物论。不过，潜心其中，我不断体会到科学的求真求实和精微缜密，领略到科学的批判精神和神奇力量，享受到研究微观生命世界的美妙和魅力。科学是人类探索未知本能的体现，是人类文明发展的果实，特别是工业革命以来，已经成为直接造福人类的重要途径。基于我参与的 α-1 肾上腺素受体亚型研究成果，新药坦索罗辛（哈乐）得以问世，给很多前列腺肥大病人的治疗带来了更好的效果。在神经肽 Y 和 β3 肾上腺素受体刚刚发现的时候，我就做过它们的基础研究，后来居然都与肥胖挂上了钩，未来有可能用于糖尿病和肥胖的治疗。20多年的实验室研究，使我对医学的科学属性有了更深的理解。我也体会到，基础医学不同于其他纯科学研究，甚至有异于一般的生命科学研究，它虽然不像临床工作那样面对活生生的人，但它直接关系到人类的健康和疾病，它同样是有温度的。

2002年底，我当选九三学社中央主席，后来相继在全国人大常委会和全国政协担任领导人15年。在此期间，我有幸在更高层面、以更广阔的视野观察和体验医学。当"非典"和新型流感来袭时，我不仅看到病魔的凶险，看到它们对整个社会的严重威胁，也看到医务界白衣战士的英雄本色，看到我们国家在党中央领导下重建传染病防控体系，并使其迅速达到世界先进水平。我到过很多老少边穷地区，看到因病致贫、因病返贫等令人心碎的情景，看到我国医疗事业发展极不充分、医疗资源分布极不均衡的状况。我有机会亲自参与我国医药卫生体制改革，到很多地方调查研究，发现难点痛点，寻找关键环节，为改革出谋划策。这些年的经历，使我对医学的社会属性有了更加深刻的理解，对人类医学发展的根本方向也有了一些思考。

一个多世纪以来，现代技术与医学的结合，使医学插上了翅膀，人类的寿命大大延长，众多曾经肆虐的传染病得到了有效控制，不少严重的疾病得到了明确诊断和有效治疗。但是与此同时，"技术至上"的观念不断蔓延，医学发展的目标和方向开始错乱。医学的重点放在了救治生命最后阶段的病人上面，而不是为多数人的健康和减少病痛服务。医学的边界也开始模糊，被赋予了过度的使命，并常常把危险因素当作疾病治疗。人们过度相信技术，常常忘记了病人心理上的苦楚以及对医者关怀的期盼。

慢性病确实已经成为人类健康的主要威胁，但当今人们对慢性病的根本性质和成因缺乏正确的认识。人类的进化是以数十万年计的，从古猿进化到智人经历了200多万年，脊柱仍然没有完全适应直立行走；十几万年前智人的脑容量已经达到1400ml，7万年前智人经历了认知革命，而到今天，人类的脑容量并没有进一步增加。另一方面，智人从狩猎采集文明到农业文明花了6万年，从农业文明到工业文明花了1万年，而从工业社会到信息社会只用了几百年。生活方式在短时期内发生了如此巨大而迅速的变化，人类的遗传变异和进化远远跟不上，慢性病由此而生。对此，人类除了坦然接受之外，重要的是尽力改善自己的生活方式，而不应把主要责任加诸医药。

人类自有文明就有医术。从《黄帝内经》（东方）和希波克拉底开创医学（西方）以来，医学一直都是回应他人痛苦的努力，它闪烁着人性的光芒。今天，医学大大发展了，但人类对自身的认识与对宇宙的认识一样，还只是冰山一角。人类切不可妄自尊大，以为技术能解决所有的健康问题。医者能做的仍然是"有时去治愈，常常去帮助，总是去安慰"。生命是有限的，每个人从出生、成长、衰老到死亡的过程不可逆转，医学的任务只是保护这个正常的过程。我们不能把衰老当作疾病，不能把追求长生不老作为医学的目标，不能给生命无望的病人增加无谓的痛苦，不能不考虑医学的社会效应与公平公正。总之，我们时时不可忘记，医学是有温度的。

一个人生命的铸成，需要无数生命的支援、补充、滋润和蕴化。一个医者的合格与成熟，需要知识与实践的支撑，也需要与周围的人不断地沟通互动，建立起共同面对疾病的医道。我感谢生命中的许多"偶遇"，这些"偶遇"让我悟到医道中的一些基本情理。60多年前照看我的护士，50年前感谢我的那位农民老伯伯，40多年前我在农村遇到的那些病人，大概许多都已经离开人间了，但是他们留给我的记忆，已经变成了我对医学温度的体验和理解。

医学是人学，医道重温度。

# 医学是什么 *

## 一、医学的简史

《大学》讲："物有本末,事有终始,知所先后,则近道矣。"
知道医学到底是怎么来的,对我们理解医学是什么,非常有好
处。在轴心时代以前,也就是远古时代,是有医术的——有生
必有死,有人必有病,有病就有医,但那时并没有医学。那个时
候,看病主要是靠占卜、巫术等,结合宗教信仰的仪式,依赖占
卜师、巫师以及到现在都还有的萨满、祭司,还有各种神职人
员等。希腊神话里的阿斯克勒庇俄斯(Asclepius)被认为是医
药之神,专司看病。我去过希腊的科斯岛(Kos),那里被认为
是西方医学的发源地。但那个时候,主要是通过上述方式,使

---

* 本文根据作者 2017 年 5 月 30 日在北京大学人文科学研究院的演讲整理。

病人有所寄托。

当然，当时也有些医疗行为，但是并没有理论指导下的医学。比如，根据现在世界多地的考古发现，可以断定当时已经有断肢固定、脱臼复位、外伤包扎等医术。我曾在智利的博物馆里看到一个 1 万多年前的头颅骨，现在保存得很好，它上面有一个孔，有诸多证据表明钻那个孔是出于治疗的目的。在中国的考古工作中，也发现了很多类似的医疗行为遗迹。当然，更不用说先民利用各种草药来治病的丰富实践，炼丹也是中国古代从道教开始就非常盛行的。只是这些医疗行为没有理论的指导，所以我并不认为那个时候是有医学的。

到公元前四五世纪，在古希腊和中国同时产生了医学理论，即脱离对神的依赖，客观地观察病人，而且在哲学的思索中获得符合逻辑的理论，用以解释身体和疾病的现象。比如，被称为"西方医学之父"的希波克拉底认为，身体是由血液、黏液、黄胆汁、黑胆汁四个部分组成的，它们各有功能，并相互协调。如果这四个系统达到平衡，身体就处于健康状态；如果失去平衡，就会产生各种各样的疾病，特别是黑胆汁过多会造成一些严重疾病。他主张用自然、合理的生活方式来保持这种平衡，同时，他认为有一些针对性的治疗办法是可以起作用的。他还定下了一个非常明确的底线，即不可以伤害病人。一般认为，从希波克拉底开始，因为有了上述理论体系，所以可以说有了医学。后来，人们发现了《希波克拉底全集》，据说有 60 卷，实际上并不是希波克拉底一个人写的，是后人经过约六七百年的实践逐渐增删整理出来的。

从那个时候开始，医生就是一个高尚的职业，公认是由高贵的人来从事的。要求医生具有美德，已经成为传统。

在同一个时期，中华大地上也产生了类似的传统医学。早在先秦时期，就有了《黄帝内经》的雏形（更有甚者说这部书是黄帝写的，但这肯定是不对的），形成了中医理论的基础。从那时到汉朝，后人经过数百年不断的整理、发展、完善，完成了传世医典《黄帝内经》。《黄帝内经》在黄老道家的理论基础上，以阴阳五行为纲，非常明确地阐述了脉象、藏象、经络、病因、病机、病症、诊法等，形成了一套以整体论为特征的理论体系。此外，传说先秦时期就有一位名叫扁鹊的神医，古代典籍中有很多关于他作为神医治病的故事，相传切脉（即通过观察脉象来诊病）这个办法就是从他开始完善起来的。

到了古罗马时期，出现了盖仑（Claudius Galenus）。盖仑接受柏拉图（Plato）提出的"心、肝、脑"三大体系学说，认为身体和精神是相结合的。他不仅继承和发展了整体的、注重观察的、符合哲学逻辑的医学理论体系，而且在临床实践上也很厉害，能够通过类似切脉、观察尿液等办法来诊断疾病。他有很多治疗办法，发现了很多药物、制剂，其中的"盖氏制剂"一直沿用至今。再加上他特别雄辩，所以很快就出了名，做了御医，因此他的著述传下来的特别多。盖仑还有个特点，就是重视解剖。传说他解剖过人类尸体，但更可以肯定的则是他解剖过一些动物，由此想象人体中也有类似的结构。

跟盖仑同一个时期，中国的东汉出现了张仲景。张仲景最著名的传世之作是《伤寒杂病论》，它也是中国医学史上影响最大的典籍之一。后来他关于外感病那部分著述被整理为《伤寒论》，关于内科杂病那部分著述被整理为《金匮要略》，它们现在都是中医院校必学的经典。张仲景被公认为中国的"医圣"，后人有这样的话："不明四书者不可以为儒，不明本论者不可以为医。"如果你没有读过张仲景的书，就不可能成为一名中医。跟张仲景同时期的，还有著名的医家华佗，他当时用茵陈蒿成功治疗了黄疸病（也就是现在的肝病），用麻沸散做麻醉剂施行各种手术，还发明了健身的五禽戏，等等。

可见，无论在欧亚大陆还是在中国，传统医学在那个时期都获得了发展。

但是，公元四五世纪以后，西方和中国（以及东方的其他地方）开始走上了不一样的道路。罗马帝国由盛而衰，古典文化式微，基督教在公元392年被定为罗马国教。那时候瘟疫大流行，加上持续不断的战争和饥荒，导致人们产生了心理上的恐慌和对宗教的依赖。宗教的救赎观、基督教对未来的信心和人道主义关怀，俘获了人们的信任。基督教认为疾病是神的造访，是神意欲惩罚人间的罪恶，所以医生询问病因、治疗病人无异于干涉神的意志，是有罪的。其结果是信仰疗法占据了统治地位，传统医学开始衰落。

吴国盛教授在《什么是科学》一书中提出，没有基督教就没有现代科学。我认为有一定道理，这是着眼于整体历史发展和文化演变而言的。那么，现代科学为什么从罗马帝国一直到文艺复兴时期都没有兴起呢？说明当时基督教的一些教规教义对科学的发展还是有阻碍作用的。不过，人类总是往前进的，基督教后来逐渐与政治和社会管理分开，一些牧师、传教士也有时间、精力、地位来从事研究，宗教对人们思想的一些禁锢也逐渐解除。就医学而言，在基督教统治西方的1000年时间里，人们更多的是相信通过宗教信仰和仪式来解决病痛，并认为那些都是上帝的安排，所以，实际上，西方传统医学在这段时期是停滞不前的。只有在公元8世纪到12世纪，阿拉伯世界因为崇尚希腊文化，做了大量的文献翻译工作，才为文艺复兴以后的医学发展创造了一些条件。

但是，在中国，情况不一样。中国的传统医学在儒释道文化的基础上持续发展。儒家重视礼乐制度和人本思想，知识精英当中"不为良相，即为良医"蔚然成风，当时只要是读书人都要读医书，一般也都会看病。而以"人"为核心的人格修养，对中医伦理学和优秀医德的形成也产生了重要影响。道家向来崇尚养生，包括炼丹在内，构成了传统预防医学的重要内容。佛教传到中国以后，其实是被儒家文化渗透和汉化的。

如果将《黄帝内经》与希波克拉底比较，将张仲景与盖伦

　　　　　　　　　　　　医学的温度

比较，我们就会看到，他们其实远远不在同一水平上。张仲景《伤寒论》和《金匮要略》中的很多理论与诊治方法，直至今天，在医疗实践中仍然是正确和管用的。中国的东汉末期也像古罗马一样瘟疫流行，张仲景家族里的多数人被瘟疫夺走了生命，所以他下定决心攻克此病。他在书里写下的方子在那时候就已经对控制疫情发挥了很大作用。直到中国1957年流感大暴发，采用张仲景的医方白虎汤治疗，仍然取得了很好的效果。2003年"非典"流行时，中医药同样取得了良好的疗效。因此，老百姓都相信中医。

2000多年以来，中国传统医学的传承、发展和创新从来没有停止过，即使在社会极其动荡的魏晋南北朝和金元时代，也出了不少医学大家；甚至可以说，越是兵荒马乱、疫病严重的时候，中国传统医学的发展越是能得到推动。

但是西方后来有了现代科学，它催生出了现代医学。文艺复兴，一是复古，吸收古希腊、罗马医学精髓，重新强调不能信神，要重视经验、观察和理性；二是复活，也就是人文主义的复兴，将人从神的桎梏中解放出来，"我是人，人的一切我应该了解"。机械唯物论成为医学发展新的理论基础。此外，现代科学的发展也为医学观察和实验提供了工具，比如列文虎克（Antonie van Leeuwenhoek）发明的显微镜，就为观察微生物进而观察人体细微结构提供了重要工具。15世纪以后，西方现代医学一步一步向前发展。

我这里举出一些阶段性成果。1543 年，比利时人维萨里（Andreas Vesalius）出版了《人体构造》一书，它与哥白尼（Nicolaus Copernicus）的《天体运行论》同一年问世，至此，人体解剖学确立。到了 17 世纪，英国医学家哈维（William Harvey）对循环系统展开了研究，证明人体存在肺部小循环，血液在人体里是反复循环的，静脉和动脉是相通的，等等，从而建立了在解剖基础上人体功能的研究方法，发展出生理学。到了 18 世纪，病理学又得以建立。首先，莫尔加尼（Giovanni Battista Morgagni）通过解剖 700 多具病人尸体发现，人的很多疾病都在相应器官有所表现，形成了大体病理学。后来，有人发现器官是由各种组织形成的，从组织层面能够找到病因和病理，于是就有了组织病理学。再后来，科学家发现组织是由细胞组成的，德国医学家菲尔绍（Rudolf Virchow）证明了各种疾病都能在细胞层面找到病变，他出版的《细胞病理学》奠定了现代细胞病理学的基础。

微生物学的真正建立则是到了 19 世纪，巴斯德（Louis Pasteur）首先证明了有机物腐败的原理。本来列文虎克发明显微镜时，已经能够在一滴雨水里看到数量难以想象的微生物，而巴斯德第一次阐明发酵和有机物腐败都是由微生物形成的，而且将细菌和传染病联系了起来。19 世纪晚期，科赫（Robert Koch）在细菌学研究的方法上有了新的突破。他发明了细菌的固体培养方法，而且能把细菌涂在玻璃片上，染色后在显微镜下进行更细致的观察，这些手段大大推进了对于微生物和疾病关系的研究。他发现、分离和鉴定了很多种致病细菌，包括当时危害最大的结核杆菌（通过病人的痰培养来诊断结核病）。他还确定了"科赫准则"，根据它们来鉴定是不是某种微生物引起了某种特定疾病。2003 年"非典"开始流行时，医学界曾对病原体做出过错误的判断，回过头看，就是因为当时没有完全遵循科赫制定的准则。

18 世纪以来，免疫学也得到了大的发展。最早是用牛痘来预防天花，后来有越来越多的疫苗发明了出来。而且研究发现，人体的免疫功能与血清里的很多成分特别是抗体有关，即体液免疫；还与血液、淋巴、胸腺和骨髓里的各种细胞有关，即细胞免疫。免疫力对于人体里面出现的不正常细胞，例如癌细胞，也有杀灭作用。而如果它们错误地把一些正常细胞认作不正常细胞，就会出现自家免疫性疾病。

最后是遗传学，即解释遗传的奥秘。大家都知道孟德尔（Gregor Mendel）的伟大工作，他通过杂交豌豆的性状观察，发现子体性状与父本、母本的基因有关，而基因是可以分离而且自由组合的，并呈现一定的规律，即分离定律和自由组合定律。但基因到底是什么，孟德尔没有搞清楚。孟德尔发表了论文，但没有引起重视和承认。直到 20 世纪初，摩尔根（Thomas Morgan）在他的果蝇实验中证明不同基因分别存在于果蝇的四条染色体上，位于同一染色体上的基因连锁在一起作为一个单位进行传递，而一对同源染色体上的不同等位基因之间可以发生互换，这就是继孟德尔之后的遗传学第三定律：基因连锁和互换定律。孟德尔和摩尔根的上述发现，奠定了遗传学的基础。与此同时，很多学者分别深入南美洲、非洲等地的一些原始部落里，寻找与纯遗传相关的疾病，观察患者染色体的变化，发现相当多的遗传性疾病与染色体上某一部位基因的改变有关。1953 年，沃森（James Watson）和克里克（Francis Crick）阐明了染色体的基本结构是 DNA 双螺旋结构，从此遗传学发展突飞猛进，医学研究进入分子层面。分子生物学的兴起，使我们得以对染色体上的 DNA 分子进行有目标的切割、连接、扩增乃至编辑。1990 年，美国宣布启动"人类基因组计划"；2002 年，30 亿个碱基对测序圆满完成；之后，单核苷酸多态性、表观基因组学、蛋白质组学等研究日新月异；2015 年，美国总统奥巴马在国情咨文中提出"精准医学计划"，正式提出发展精准医学，即依据患者基因分子变化来诊断疾病，并且针对这些变化进行个性化的靶向治疗。这样的目标非常宏伟，但对于"精准医学"这个名称，我从来是反对的。从传统医学到现在，医生看病一直都追求精准，精准程度也在不断提高，但是距离真正的精准还很远。现在分子生物学有了长足进展，人对自己身体内部 DNA 的结构、功能和患病时的变化有了更多了解，但如果要完全依靠基因改变来诊断和治疗非单基因遗传性疾病，至少从我个人来看，还太遥远，看不到解决的方法。如果有机会，可以专门对此开展讨论。

当然，在现代医学的发展中，预防医学的地位也很重要。预防医学的发展是从传染病的调查和研究开始的。比如，1854年伦敦霍乱大流行的时候，约翰·斯诺（John Snow）发现某个区域的死亡居民很多，他们大都住在一个水井周围，大家都喝那口井的水，后来人们把那个水井关了，那里的霍乱死亡人数就大大减少了。从这样基本的公共卫生调查开始，后来又发展到流行病学，把统计学、社会学等综合起来进行研究。今天，预防医学已经得到了前所未有的发展。

如上所述，在文艺复兴以后，随着现代科学的发展，医学科学进展迅速，可以说到19世纪中叶，医学理论已经突破许多障碍，达到相当高的水平。然而，一直到19世纪后半叶，临床医学和药学仍然严重滞后。当时，在西方，临床上只能采用发汗、放血、催吐、通便等落后的办法来治疗病患，基本上没有化学合成药物可用。草药还是有的，但远远没有我们中医药那么发达。正规的药物有什么呢？汞剂是主要的一种，用的是氯化亚汞，俗称"蓝色药丸"。那个时候不管是什么病，能给的只有这种药，可想而知是什么样的效果了。在今天的医药管理制度下，汞剂的使用是肯定不会被批准的，因为重金属是有毒的——当时不知道治好了多少人，又治死了多少人。值得一提的倒是鸦片。鸦片用得比较早，16世纪人类就已经知道用它来止痛、止泻、止咳了。当时的鸦片是天然的，到了19世纪，其中的生物碱才被提炼出来作为药物。直到 1864 年、1869 年、1888 年，才先后化学合成巴比妥酸、水合氯醛和索佛那三种用于催眠、镇静的药物。所以，那时候医生看病主要不是靠药物，而是靠安慰。除此之外，确实还有用一些别的方法治病的，比如骨折复位，是有人做的；对感染处切开排脓，是有人做的；甚至膀胱结石，也是有人开刀取的，等等。但大家都不认为这些是医学，而是认为这是匠人干的事，是理发师干的事。实际上，直到 1700 年，法国才同意把外科医生和理发师的行业协会分开，以前他们都是在一起的。人们认为，只有高贵的人才能当医生，医生是"动嘴不动手"的，而那些匠人并不是医生。那时候没有麻药，做手术要靠很多人压着病人来完成。19 世纪 40 年代，拔牙已经有局部麻醉了，但直到 1864 年，美国的麻省总医院（Massachusetts General Hospital）才真正做了第一例麻醉下的外科手术。再后来，才知道手术器械和手术中怎么消毒，从而避免术后感染。

一直到 19 世纪 70 年代第二次工业革命后，科学与技术才开始广泛合作，从此医学技术突飞猛进，临床医学取得了爆发性进展。我们今天到医院里去看病，几乎所有用到的诊断和治疗技术都是在 20 世纪才发展起来的，比如 X 线、CT（计算机断层扫描）、磁共振成像、PET（正电子发射型计算机断层扫描）等。利用这些造影技术，可以把人体内部的病变看得很清楚，甚至体内一个直径几毫米的肿块都能够发现和准确定位。

从药物来讲，从青霉素、磺胺药的发现开始，化学合成

　　　　　　　　　　　　　　　　医学的温度

和生物制药工业发展得越来越快。美国食品药品监督管理局（FDA）2015 年批准了 45 种新药上市，现在待批的药物有 4000 多种，仅癌症靶向药就有 1000 多种在等候审批。

自从麻醉和消毒问题解决以后，外科学就不断取得突破。首先建立了体外循环方法，使心脏直视手术得以实现。显微外科从中国 1963 年的断手再植手术开始得到快速发展，现在将十个手指接起来、手指和脚趾接起来都已不稀罕，连一些县医院都可以做这样的手术了。后来，外科又有了进一步的发展，某个器官坏掉修不好了，就换一个别人的健康器官上去，也就是器官移植，它开创了替代外科。不仅器官可以移植，细胞也可以移植，比如通过骨髓移植、外周干细胞移植、脐带干细胞移植等来治疗白血病。外科手术以前都是要开刀的（我们以前把做外科手术称为"开刀"），现在不一定了，有了微创手术，不需要在身上切个大口子，只需要打一个小洞，在显微镜下操作即可。外科医生甚至可以用机器人，开展更为精准的手术。

生物工程则是工程学和医学的结合，现在也有了一系列应用，比如人工心脏瓣膜。人的心脏一天要跳 10 万次，而且一生不能休息，所以人工心脏瓣膜的材料以及工艺要求非常高，现在做得越来越好。近来，在很多情况下，人们不用打开心脏，通过血管导管即可将其放进去。肾功能到了不可逆衰竭时，如果不能做移植，那就用机器在体外过滤掉血液中的代谢废物，也就是平时说的血液透析，靠此技术，患者可以存活好多年。此外，干细胞技术研究也不断进步，不仅可以利用胚胎干细胞，而且可以利用成体干细胞，定向诱导生成需要的组织细胞用于治疗，该方法已在临床实验中获得成功。现在人类甚至可以改变自己的生殖了，连传宗接代的事也由医学来承担了，辅助生育技术快速发展，成功率不断提高，应用范围也在不断扩大。

医院本身也发生了根本性的变化。19世纪以前的医院属于慈善机构，功能主要不是治疗病人，而是用来收容、济贫、庇护、隔离。当传染病发生时，那里反倒成了传染病的集散地。如前所述，19世纪后期外科麻醉、消毒问题解决以后，好多病可用手术治疗了，后来人们又发明了各种各样的大型医疗设备，单靠医生到家里去看病不行了，病人得到医院去。所以，到了20世纪，医院得到了大发展，成了人们看病的主要地方。

我刚才讲的医学发展过程，实际上讲到了两种医学：一是在轴心时代产生的传统医学，二是现代科学出现以后发展起来的现代医学。无论是在中国还是西方，都只有这两种医学，但是二者发展的轨迹不同。从轴心时代开始，西方国家的传统医学得以产生并发展，但在基督教占据统治地位后迅速衰落，并一直处于衰败状态。16世纪以后，现代医学产生，医学知识迅速增多。但是，在很长一段历史时期里，医学技术没有跟上。直到19世纪后期，由于现代技术的加入，临床医学才如虎添翼，飞速发展。而在中国，和西方国家相比，我们的传统医学要高明得多，而且自轴心时代以来从没停止过发展。但是到了民国时期，传统医学的地位突然下跌，有一段时期甚至有人建议不看中医，尽管建议没有被采纳，但是人们越来越只相信现代医学。在中国，现代医学的发展只有百年时间，新中国成立后，我们急起直追，从发展速率来看比西方还要快，当然，从总体水平上看仍然落后于西方。自新中国成立以来，政府一直强调中西医并重和中西医结合，所以中医事业和传统医学也有了快速发展，只是与西方现代医学的发展还是无法相比的。

总而言之，现代医学，无论是在西方还是在中国，应该说在世界的所有地方，都在飞速发展。那么，它还会走向何方呢？那样迅速的发展还会持续吗？还会达到多高的程度呢？

现代医学尽管得到那么快的发展，但它在疾病面前依然是很无能的。

从传染病来看，艾滋病疫苗至今造不出来，药物仅对部分病人有遏制疾病发展的作用；埃博拉、寨卡等新病毒不断出现；至今流感每年都会有两种抗原组合的新类型（包括禽流感）出现；以前有特效药治疗的结核病、疟疾，现在抗药性越来越强；麻疹、猩红热，在我们小时候非常普遍，后来基本见不到了，但现在又开始流行。近年来，我国虽然甲类与乙类传染病得到有效控制，但丙类传染病的发病率有所增加。在非洲等一些经济落后的国家和地区，传染病仍然是主要的死亡原因。此外，病原体对抗生素的耐药性发展得非常迅速，如果人跟微生物对抗，谁比谁强呢？一定是微生物，微生物几天甚或几分钟就可以换代，而人要 20 年左右才能换代，所以病原微生物通过遗传变异来适应环境变化的能力要比人强非常多。因此，我们对传染病的防控绝对不能盲目乐观。

20 世纪 80 年代，美国曾发誓到 20 世纪末要征服癌症。到现在，非但没有征服，癌症病人反而越来越多，人们仍然束手无策。癌症到底是什么原因引起的，到现在还搞不清楚，以至于有学者提出，三分之二的癌症是由细胞传代过程中基因随机突变而生，就像上帝投骰子，投到谁就是谁。

冠心病和脑卒中已经成为中国居首位的死亡原因，每年每 10 万人中有 272 人死于这两种病。精神性疾病也越来越多，比如我们小时候从来没有听说过自闭症，现在挺常见了。抑郁症，如果我们现场做一个调查，依照 10 分的常用标准给自己打分，估计至少有三分之一的人会被认为有抑郁症。老年痴呆，只要活得足够长，相当比例的人都会得。对于人类的这些主要疾病，我们都还没有好的办法。

了解医学发展的上述历史后，再来看什么是医学，就比较容易理解了。医学的属性可以归结为科学性、人文性和社会性三个方面。


## 二、医学的属性

关于医学的科学属性，实际上我在前面介绍医学发展历程

医学的温度

时都已经讲到了，这里再强调一下它的复杂性和不确定性。

人体是一个复杂的巨系统，具有自组织性。也就是说，人体的那么多器官、组织系统、细胞、分子自然形成一个有机的整体，它们自动组织起来，有条不紊地工作。它有自稳态性，即使遭受破坏，自己也会很快取得新的平衡，具备巨大的自稳能力；它有开放性，对所有的机械系统来讲，内部的熵都随着时间而增加，内部分子和原子的紊乱性也会不断增强，唯有生命系统内部的熵可以不随时间而变，需要时还可以降低，因为它可以通过特殊机制从外界获得负熵；它还有时态性，任何时候我们的机体都在变化，没有一刻是相同的。直至目前，现代科学还没有破解这个复杂系统的有效方法。

面对这样一个特殊的复杂巨系统，当前主导现代医学研究的还是还原论模式，这样的研究模式有两方面的局限性。第一个局限，是还原"路漫漫，何时了"。科学家们从人体组织还原到细胞，从细胞还原到分子，现在已开始向原子方向还原了。大家可能看到过清华大学原副校长施一公教授实验室关于结构生物学研究成果的报道，他们采用最先进的冷冻电子显微镜，可以分辨足够小的距离，再通过先进的计算方法，观察某些重要生物蛋白质分子里原子的活动变化。下一步呢？需要还原到量子？还有没有暗物质呢？对于身体里的分子，我们还只是看到其中很小很小的一部分。再看我们身体的调节机制，人们先知道有神经，后来知道有内分泌，再后来了解到神经递质和内分泌物质是通过细胞上的受体分子把信号传导给靶细胞的：受体分子被激动后，通过细胞内的多条路径，使几十上百个信号分子改变，最后才把信号传达到基因表达系统或蛋白质调节系统，引起细胞反应。这些已经够复杂了，更复杂的是，信号分子间瀑布式传递的、网络化的化学反应是怎么组织起来的呢？存在不存在非物质的信息呢？中医的经络系统是什么呢？——没有人能否定中医针灸的作用，但有没有经络呢？经络看不见摸不着，究竟是什么呢？还原真是无穷无尽啊。

还原论模式的第二个局限，是还原以后很难整合起来，还原得越细，整合越困难。为什么？因为系统一旦被分割，就会丧失信息，还原程度越高，信息的失真越严重。而现代科学到现在也没有建立起描述整体状态的体系。分解以后看到的再清楚，也不是我们人体真实的工作状态。另外，生命具有不确定性，表现为随机性、偶然性。牛顿的时代认为，这个世界上所有的事物都是可确定、可量化的；发现量子以后，科学家才认识到，世界上真的还有不可确定的东西。人体具有很大的不确定性，而我们能不能做到精准医学的要求呢？这是一个关乎终极理论的问题。

随还原论模式而来，产生了一个临床实践问题，就是学科分割越来越细：分了外科以后还要分胸外科、神经外科、普外科、骨科；分了内科以后还要分心内科、神经内科、血液科、呼吸科等；即使在普外科里，还要分肝胆胰肠胃……举个例子，我曾经在课堂上问大家：肚子疼去医院挂什么号？多数同学认为应该挂内科。我说："错！"按医院的一般规定，肚子疼一律先挂普外科的号，肚子疼归外科管。等你到了外科，医生按惯例要问你腹部什么地方痛，然后用手压那个地方，问你痛不痛；然后突然把手放开，再问你痛不痛。如果答复都是否定的，那好，不归外科管，去内科。到了内科，医生会让你去消化内科。消化内科医生看了，会让你去做个心电图，首先要排除一下心脏病，因为心肌缺血也会表现为肚子疼。如果心电图比较复杂，得请心内科医生过来看看。如果是女同志小腹部痛，那得去妇产科看一下。妇产科检查没有发现异常，很可能会让你去骨科看一看，因为脊柱问题也会表现为腹痛。骨科大夫会让你去拍个 CT，如果没有问题，好，回普外科去。这不，转一圈，又回到了普外科。病人在医院里被这么折腾，真的很痛苦，能满意吗？我看过上海市第六人民医院拍摄的一个纪录片，一个急症外伤病人被送进急诊室，工作人员让去挂六个科的号，因为病情牵涉到六个科。这是怎么造成的呢？是我们还原论研究模式反映到临床医学上造成的。现在医学界已经看到了这个问题，中国工程院原副院长樊代明院士就在积极倡导建立"整合医学"。那么，肚子疼将来能不能成立一个"腹痛科"呢？再分别成立"头痛科""腰背痛科"？似乎也不行，这是个难题。

还有一件麻烦的事，现代医学碰到了循证医学的困境。我们现在进步了，看病要有证据，这是现代科学的态度。但是我们不可能等到所有问题都搞清楚、都有了足够的证据才看病，因此现在很多病还是凭医生的经验来看的。当然，医生的经验并不限于个人，还包括集体的经验。现代医学有一个好处，跟传统医学不一样，它有医生共同体组织。经常是医学会或者某学会的成员坐在一起讨论，把各自的经验整合起来，制定出一个临床指南，然后大家在临床实践中遵照执行。但这并不是严格意义上的循证医学。循证医学必须通过临床流行病学研究，统计出按某个标准的诊断准确率是多少，治疗有效率是多少，但现在还不能完全做到。有一项研究表明，医生开的处方中有59% 包含无效治疗（根据《英国医学杂志》制定的"临床标准"）。即使通过临床流行病学和统计学得到循证结果，也还只是群体概率，应用到某一个病人的时候，究竟是在这个概率之内还是之外，还是需要凭借医生的经验来做出判断。所以说，即使现代医学发展到现在，临床决策依然无法完全依靠现代科学的实证与量化分析，而仍然需要传统医学的整体观和经验性方法。诚如"现代医学之父"威廉·奥斯勒（William Osler）所说："行医是一种以科学为基础的艺术。"

现代医学除了刚才讲的科学属性问题，还要在价值观上思考更根本的问题，也就是医学的另外两个属性——人文属性和社会属性。

关于医学的人文属性，可以归纳为以下三点。

第一，医学的价值，既有客观标准，又有主观标准。客观上说，现代医学的发展延长了人类的寿命，大大改善了我们的生活质量，对生产力、对经济和社会的发展也产生了巨大的推动作用。大家都在享受现代医学发展所带来的好处，否则我们的生活绝对没有现在这么舒坦，大家会承受更多的病痛。如果回到只有汞剂、只有放血疗法的时代，大家可以设想一下，过去的一年里会有多少痛苦。所以，我们都应该感恩于现代医学的巨大发展。但事实上，人们主观上的价值判断却不完全与此平行。20世纪以前的医生，作为家庭朋友的成分不比医学专业人员的成分少，那时候大家非常珍惜相互之间亲密的信任关系。当时一个医生去家里看病，往往先向老祖母问好，跟家庭成员打招呼，摸摸小孩的头，拉拉近乎，然后再去给病人切脉诊病，完了以后才决定开出"病人所喜欢的药物"。医生知道，他们的处方大多是没有效果的，他们多数时间只是坐下来聆听病人的病痛，除了给予病人那些通过咨询获得的心理支持以外，别无办法。而另外一面，病人并不期待家庭医生能创造奇迹，他们惯见生死之事，"生有何欢，死有何惧"呢？病人们也没有不满意的。现在，尽管医学的发展给大家带来了那么多好处，但是人心不足。正如《剑桥医学史》的作者罗伊·波特（Roy Porter）所说："在西方世界，人们从来没有活得那么久，活得那么健康，医学也从来没有这么成就斐然。然而，矛盾的是，医学也从来没有像今天这样招致人们强烈的怀疑和不满。"

此外，在不同的情况下，医学的价值判断和主观偏好会有所不同。经济和社会发展水平越高的地区、生活条件越好的人群，对医学的需求与期待越高，对医学的满意度反而越低。不同年龄阶段对健康的理解和对医学的依赖程度不同，对医学的价值体会也不同。还有非常重要的一点，就是人们对生活、对生命的理解不同，对医学的价值也会产生不同的标准。对生命到底是怎么回事了解得比较深入、对生死想得比较开的人，也就是有更多人文情怀的人，对现代医学不至于产生不符合实际的过高要求，也因而会活得潇洒一点。

第二，医生既要治病，又要治心。心理因素在人的健康当中太重要了。恐惧容易产生癌症，癌症也会引起恐惧。很多癌症病人，不发现则已，一发现很快就被吓死了。统计显示，50%的癌症病人有抑郁性心理障碍。更不要说功能性的疾病，如癔症等，纯粹是由心理因素造成的。我有几位亲戚、朋友，婚后多年没有孩子，年龄越来越大，非常着急。我介绍他们到北医三院乔杰院士那里就诊，检查后没发现有什么不正常，乔杰院士又做了一些安慰工作，结果不久都怀孕生了孩子。从前我在农村基层当医生时条件很差，但效果不错，很多病人是我安慰好的。我从不会看病到会看病，后来越来越受大家欢迎，技术提高是一个因素，与我越来越注重安慰病人，知道如何去安慰病人，也有很大的关系。再看得深一些，疾病的根本危害在于伤痛，而伤痛都是主观的感觉，心灵是我们的归宿，所以病人最需要的永远是关爱和照顾。特鲁多（E. L. Trudean）说得好，医生是"有时去治愈，常常去帮助，总是去安慰"。还有一位西方哲人说得好，如果你不注意沟通、不会沟通，那么你知道的一切都无关紧要。医生对技术的盲目乐观、对设备的过分依赖拉远了与病人之间的心理距离。现在有的医生看病头都不抬，问病人一句哪里不舒服，就开出一大堆化验单，或者 X 线、CT 检查单，让查完再来看，病人能满意吗？大家现在越来越认识到这个问题，近年还提出发展"叙事医学"（narrative medicine），要求医生看病不单单关注病人的生理变化及其病理机制，还要关注他心里怎么想、他的经济状况如何以及家属是什么样的反应等，要与病人产生共情，要具备认识、吸收、解释并被疾病的故事所感动的能力。

正因为现代医学还不能解除很多病痛，而又过分傲慢，所以"另类医学"有了复活的机会。现在英国"另类医生"类别下的注册人数比全科医生还多。前几年美国做了统计，找"另类医生"看病的人已经超过了找诊所里的全科医生。

第三，医学有边界。医疗技术飞速发展，人们对医学的期望不断提高，加上现代科学具有的意志自由的秉性，现在医学已经被赋予了过度的使命。比如医学生活化：手术美容是一个典型的代表。现在每天有几百家医疗美容机构开张（同时也有大量倒闭），很赚钱。美容该归医学管吗？人人都是双眼皮是好事吗？甚至壮阳和脱发也成了医学的事，男性更年期也被算成一种病……这些原本属于生活的范畴，现在都被纳入了医学的领域。又比如衰老，医学是为了人们能够更健康地生活，但是现在已经有人开始研究如何长寿了。最近，著名学术刊物《科学》（Science）相继发表论文，报道至少已经找到两种蛋白质，将其输入实验动物的体内，就能延缓衰老。还有临床实验表明，把年轻人的血液输给老年人，可以起到"返老还童"的效果。这样的医学研究方向到底应不应该继续？我想这是一个哲学命题。又比如抗拒死亡，有的病人已经到了临终阶段，但我们还要他多活一天是一天。在我们的危重病房里，有三分之二的人只是多活了几天、几周到一个月；而有的病人在没有神志的情况下又多活了五年、十年。这样的治疗给病人带来的只有痛苦。这样维持生命到底有没有意义？我们在有些场合还能听到人类要征服疾病之类的口号。没有疾病，还有没有生命？反过来，有哪一种生命是没有疾病的呢？我想，这些都是哲学的命题。

关于医学有边界，我想着重强调一点，就是现在的医学经常把高血压、高血脂等"危险因素"当成"疾病"来治疗。现在国人的所谓慢性病越来越多，比如高血压，成人患病（姑且仍称为"病"）率为27.8%（请大家注意区分患病率和发病率：患病率是指当下有该病的人占总人数的百分比；发病率是指每年每10万人中有多少人发病），约有2.9亿人；高血脂更不得了，成人中有40%是高血脂，约有4.3亿人；糖尿病好一点，成人患病率为11.8%，约有1.1亿人。回过头去看，1979年中国高血压的患病率是5.1%，1991年是7.5%，2002年是11.2%，现在是 27.8%。糖尿病在 1980 年是 1%，现在是 11.8%。短时间内，中国慢性病的患病率上升了这么多，可怕吧？可怕。要不要认真对待？要。那么，怎么来认真对待？按照这样的速率，是不是人人或者多数人都会得高血压或者高血脂？

下面我们来具体分析。高血压人群跟没有高血压的人群相比，冠心病和脑卒中 10 年里发病风险升高了 3 倍；对高血压人群采取降压治疗，可以降低 30% 冠心病和脑卒中的发病风险。还有，西方发达国家，比如美国和北欧国家，对高血压人群实施广泛治疗后，冠心病和脑卒中的发病率显著下降。下降到什么水平呢？下降到跟中国差不多，因为他们原来的患病率太高；我们原来比他们低得多，现在正节节升高。

那么，高血压要不要治疗呢？现在统一的认识是，对高血压要知晓；不仅知晓，还要治疗；不仅治疗，还要真正把血压降下来。这样做有多大意义呢？中国高血压人群冠心病和脑卒中的发病率升高了 3 倍，但关键在于不是所有的高血压病人都会得冠心病和脑卒中。它的概率是多少呢？目前一个比较可靠的研究显示，高血压的 10 年风险率为 5.6%，即 100 个有高血压的人，在未来 10 年内，即使不治疗，也只有不到 6 个人会得冠心病和脑卒中。那么，降低 30% 的发病率，是什么意思呢？就是由 5.6% 降为 3.9%，就是说 100 个有高血压的人，服用降压药物来控制血压，10 年里只有不到 2 个人受益，真可谓"宁可错杀一百，不可放过一个"。而且服用降压药可能产生副作用，还要花不少钱。那么，到底还要不要普遍控制高血压呢？还要。为什么呢？因为现在没有替代它的更好、更简便易行的心脑血管疾病风险指标。但我认为，可以在高血压人群中再区分一下风险的高低，比如根据年龄、性别、血压升高的程度、是不是同时有高血脂或 / 和糖尿病、抽不抽烟、有没有运动习惯等进行综合打分，再根据不同的危险程度采取不同的应对措施。其实，这样的观点已经得到越来越多同行的认同。

下面再提一个问题，高血压降到什么水平最好？目前，国际上通用的是以 140/90mmHg 为标准，这个标准是不是合理呢？研究表明，血压的高度与缺血性心脏病及脑卒中的危险性几乎呈直线相关关系。也就是说，在保证重要脏器基本供血的前提下，血压越低越好，中间并没有一个明显的拐点，超过这个血压值危险性就大大增高。那么，为什么偏偏要把血压标准定到 140/90mmHg 呢？

前些时候，美国完成了一个叫 SPRINT 的临床实验，显示把高血压人群的收缩压降到 120mmHg 以下，与降到 140mmHg 相比，冠心病和脑卒中的死亡率明显下降。尽管后来有不少学者认为该研究存在一些问题，对结论有分歧，但对血压降得越低越好，尽量把收缩压降到 120mmHg 以下，多数人还是不否认的。所以，把降血压治疗的门槛和治疗的目标定在哪里，确实是一个复杂的问题。这里除了医学因素外，还有卫生经济学和社会学的因素。

最近，唐金陵、胡永华等在《中华预防医学杂志》上发表了一篇研究论文。中国在 2000 年对高血压、高血脂、高血糖的诊断标准做了一次调整，正常血压由原来的 160/95mmHg 变成了世界统一的 140/90mmHg，血脂标准由原来的 6.2mmol/L 降为 5.7mmol/L，血糖标准由原来的 7.8mmol/L 降为 7.0mmol/L。论文分别采用 2002 年和 2009 年的临床流行病学资料进行分析，结果显示，采用新标准与采用老标准相比，这三种病的患病人数在 2002 年与 2009 年分别增加了 124% 和 95%，算起来，由于这三种病的门槛降低，中国从 2002 年到 2009 年三者的患病总人数多出了 3.59 亿人。假设这些人都给予治疗，增加的药费将是每年 2710 亿元。2017 年，美国又把高血压诊断切点降到了 130/80mmHg。按此标准，中国将陡然新增 1 亿高血压患者。中国最新的高血压指南没有跟随美国，而是维持原来的切点不变，这是明智的决定。

由此，我对医学边界问题有了这样的思考：经过几百万年的进化，古猿才转化为直立人，脑容量由 200—300ml 增加到 600—900ml。从那以后到现在，又过了约 200 万年，人类的脊柱仍然没有完全适应直立行走，绝大多数人到中年以后都不得不忍受腰背疼痛、颈脖僵硬的苦恼。十几万年前我们进化到了智人，脑容量扩大到 1200—1400ml。7 万年前，智人产生了认知革命，而到今天，人类的脑容量并没有进一步增加。智人从狩猎采集文明到农业文明花了 6 万年，从农业文明到工业文明花了 1 万年，而从工业社会到信息社会只用了几百年时间。文明的进步，使生活条件不断改善，总体上改善了人类的健康，延长了人类的寿命。但生活方式在短时期内发生了如此巨大而迅速的变化，人体基因来不及随之改变，身体的进化远远不能适应文明的进化，由此带来了包括慢性病在内的一系列健康问题。对此，人类除了坦然接受外，更重要的是尽力改善生活方式，而不应把主要责任加诸医药。就像高血压、高血脂和糖尿病患者在中国改革开放后井喷式增加，这是因为我们的体力活动减少了，吃的却多了，随着选择的增多，担心的事情也多了，郁闷也更多了，这些都是很显然的。由文明的发展、生活方式的改变带来的问题，为什么要通过吃药去解决呢？唯有采取更加适应的生活方式，才能从根本上解决问题。要不然，就只能接受。

总之，人们对现代医学的不满，不是因为它的衰落，而是因为它的昌盛；不是因为它没有作为，而是因为它不知何时为止。人们因为成就生出了傲慢和偏见，因无知而变得无畏，因恐惧而变得贪婪，常常忘记医学从哪里来，又是如何走到了今天，缺乏对医学的目的和要到哪里去的思考。

最后，我讲一下医学的社会属性。

第一，医学与社会经济的发展水平紧密相关，并与其他众多因素，诸如生活方式、生活环境、社会环境、经济环境等，共同影响、决定人们的健康。

第二，医学技术发展要顾及社会伦理。由医疗技术发展引发的医疗费用快速增长，超过了社会经济和个人的承受能力。中国的卫生费用，1994 年是 1761 亿元，到了 2014 年是 2.5 万亿元，是当年的十几倍，年均增长 16.2%，其中 68% 源于财政支出和社会支出，医院发生的费用占卫生费用的 62%。现在我们还在承诺继续增加投入。中国人口众多，还不富裕，老年社会又提前到来，国家财政和社会投入首先应该保证广大群众的基本健康需求，这是出于社会公平的考虑。

目前，对医学发展的享用程度受身份和社会地位的影响比较严重。就拿我们的医疗保险制度来说，城镇职工和城乡居民分别进入两个不同的医保系统，两者的待遇差别很大；即使是城镇职工医保，在不同地区、不同单位，医药报销水平也有很大差别。这些都会加重社会的不公平。而当医疗技术飞速发展时，不仅医疗费用迅速增加，而且可能进一步影响医疗资源分配的公平性。一个新的技术出来，往往价格昂贵，医保不能报销，或者只能报销很少一部分，这时候往往只有富人和有权势的人能够享用，这就增加了社会不公。医学技术的发展还会影响到社会心理。当所有人对某种疾病都没有办法的时候，大家也就认了；但当对某种疾病有了治疗办法，而只有一部分人能享用、另一部分人享用不起时，社会心理的负面效应就会是巨大的。如果医学技术沿着"用更昂贵的治疗方法，治疗更少数人的疾病"这一方向发展，那么，它对整个社会而言就是有害的。

第三，资本驱动医学技术的发展。健康产业已经成为国民经济的支柱产业，医疗工业产值在发达国家已占 GDP 的 15%，虽然在中国只占 4%，但发展速度非常快，年均增长接近 20%。奥巴马声称"人类基因组计划"产生了巨大的经济效益，因为这项计划每投入 1 美元就能产出 260 美元，这里面包括赚了其他很多国家（包括中国）的钱——大家只要去看看中国买了多少美国产的测序仪，算算花了多少钱，就能明白。

医药行业在中国已经成为资本投入的热点。大量资本不仅投向药物和医用耗材的生产与流通领域，而且开始投向医院。这些无可非议，但有一件事我到现在还弄不太明白，就是不少国有资本投资收购公立医院。拿国家的钱去收购国有医院，并保持非营利性质，我不知有什么意义。国有资本也是资本，而资本是要追求经济利益的，怎么从非营利性医院产生经济效益呢？为什么不能换一种做法，把这部分资本收回，按财政渠道去增加政府的医药卫生投入呢？

资本是一柄双刃剑。一方面它能刺激市场的活力，为发展提供更多财力，增强机构工作的动力；另一方面它也有负面效应，例如容易产生过度诊断和治疗。现在出现了不少民营的体检连锁公司，大家可以看看那些体检公司做的广告，它们大力推广的体检项目，还有包括会员制在内的促销行为，开展的很多都是没有意义的检查，不少时候其实只是让我们花更多的钱，而产生更多的郁闷和烦恼。现在好多基因测序公司一次收几万元，声称可以破解你的"生命密码"，结果什么意义都没有。有些干细胞和免疫治疗，没有经过正规渠道批准，却已在地下大肆流行。

药物研发和生产也有逐利倾向。曾经有一个时期，各种变相的新药在中国大量产生，同样一种药，改一个不同的名称，调整一下剂量，就成了新药——谁能活动、能钻空子，谁就能上市，然后就能赚钱。此外，不断有性价比不合理的新药大量上市。2013 年，美国食品药品监督管理局自曝批准上市的抗癌药物 75% 无效；2016 年，美国癌症研究所专家评价 2009 年以来批准的 83 种抗癌药物基本不靠谱。即使公认成功的靶向药物，对癌症也并没有治愈作用，它们只能使一部分有对应基因突变的病人平均延长几个月的寿命，以及在生存期内的生活质量有所提高，但价格都非常昂贵，给病人造成了极重的经济负担。

再以降压药为例，近 30 年来上市了那么多新药，都很贵，但它们的疗效与中国自主研发、21 世纪初上市的"北京降压零号"相比究竟优越多少，我们并未见到过硬的临床研究结果。"北京降压零号"是通过严格、正规的新药临床实验，并经过大范围、长期的临床使用，证明安全有效的好药。尽管它对有些高血压病人降压效果差一些，对有些病人也显示有副作用，但这是任何药物都不可避免的，众多后来上市的国外新药也都有各自的选择性药效和特殊副作用。但"北京降压零号"便宜，一元多一片，治疗高血压一年只需花几百块钱，而如果用国外研发的那些新药，同样的钱只够治疗一二十天。就性价比而言，"北京降压零号"占有优势。为什么不能把它定为首选药物呢？现在的实际情况是，在我们的大医院里，基本上再没有医生开出"北京降压零号"处方了，这里不能不看到背后资本的作用。

此外，资本的渗入也助长了药品耗材流通领域的腐败。现在，经过多方努力，终于实现了公立医院医药分开的改革，取消了药价提成，成果应该肯定。但当前过高的药价更主要是在药物流通过程中产生的，这方面的改革始终难以推动，原因在哪里？在于腐败，在于强大利益集团的疯狂抵制。我国现在有一支巨大的医药代表队伍，已经形成了一个由集团军、地方军构成的系统，就是打不掉。到现在，还有医生能得到医药代表送来的回扣，在电视上的某些养生节目里也常常能看到对药品的广告和过分的宣传，根源又在哪里呢？

值得提出的是，资本还在侵蚀着我们的学术。最近有一篇题为"医学杂志背后的幽灵"的文章，揭露药厂的"幽灵人"炮制出论文，然后请专家在学术刊物上署名发表的真相。《美国医学会杂志》前不久做过一个调查，把问卷发给900多位医学专家，回收了600多份，其中有11%的专家承认曾经为"幽灵人"代名在刊物上发表过论文。其他著名医学刊物也存在类似的情况。这种腐蚀作用是巨大的，这些论文在权威刊物发表以后，其内容很容易进入临床指南，一篇这样的论文的作用可能会超过1万个医疗代表。药企通过支持学术活动来影响临床医学的现象现在非常普遍。一些医学会议常在那些收费昂贵的会场召开，因为背后都有药商赞助。这些赞助表面上看并没有直接利益的证据，但都有间接的目的，都在影响着医学的品质和方向。上面举的这些例子，都是医学的社会属性所决定的。

最后，我想提出一个还不太成熟的看法：互联网＋大数据＋人工智能的技术有可能大大促进传统医学和现代医学的整合，迎来人类医学发展的第三个阶段，也就是说，在传统医学和现代医学以后出现一种全新的医学。人工智能发展到现阶段，已经能够进行深度自主学习，就以IBM的沃森人工智能平台为例，它可以在17秒内阅读3000多部医学专著、25万篇论文、6万多次实验数据以及10万多份临床报告。IBM与美国斯隆－凯特琳癌症中心合作，给沃森输入了医院100多年来的癌症临床资料，以及基于美国国立综合癌症网络编制的治疗指南，还有美国44家医疗机构的癌症病例。训练后，沃森结合已经建立的知识库，在1000多个患者的实验中，对99%的病例提出了与分子肿瘤专家团相同的治疗方案。沃森的这种深度学习能力及判断能力，是我们以前难以想象的，也是我们医生甚至医生的群体都不可能做到的。它不仅能把海量的已有知识数据集中起来加以分析，更令人吃惊的是，它可以通过跟随医生、模仿和重复医生经验式的看病来进行学习。医生在看病时有很多经验性的、感性的、只可意会不可言传的、说不清道不明的模糊意识过程，沃森可以跟100个、1000个、1万个著名医生看1万个病例，然后像下围棋那样，自己再去重复几百万遍，由此做出错误概率极低的判断。

跟传统医学相比，现代医学的弊病是缺乏整体观，而且难以对人体和疾病的复杂巨系统进行整合，但是基于互联网和大数据的人工智能技术，能使医学对现代科学所得的还原性研究结果的综合能力大大增强，也能使大量经验性观察结果得到最快最全面的收集、评判和应用，所以能为传统医学和现代医学的结合提供可行路径。有人说，人工智能可以在知识上集成，但它永远也不可能有人的意识，不可能有感情，而"医乃仁术"，医学是有感情的事业。这是事实，所以我同意人工智能确实无法完全替代医生看病，人类第三阶段医学也不可能是完美的，但与传统医学和当前的现代医学相比，它可以是全新的、更加美好的。总之，我认为医学必将在不长的时期内发生根本性的变革。这里我愿意引用《连线》杂志主编凯文·凯利的一句话："雨滴汇入山谷的具体路径是不可预测的，但它的大方向是必然的。"

总而言之，医学具有科学属性、人文属性和社会属性。医学是人类情感和人性的表达，它的目的在于维系人类自身的价值，保护自身的生产能力。任何时候、任何情况下，我们都不能忘记医学的初心。

# 传染病的历史告诉我们 *

　　人类与传染病的交锋有相当漫长的历史。瘟疫、战争和饥荒，素有"人类历史悲剧三剑客"之称。它们并驾齐驱、肆虐横行，不仅引起人类的痛苦，而且导致社会的衰退，甚至造成国家的消亡。

## 一、人类传染病的历史

　　传染病的历史可追溯至相当古老的时期。在公元前 1400 年的古埃及壁画中，就可以看到有人拄着拐杖，腿格外纤细，很像脊髓灰质炎患者。埃及法老拉美西斯五世的木乃伊，尽管距今已有 3100 多年，但他脸部的麻子仍清晰可见，我们由此可以推测，在那个时期就有天花。

*　　本文根据作者在中央电视台《百家讲坛》（2003 年 10 月 14 日）的讲座整理。

历史上，传染病带给人类的创伤或者死亡，要远远超过战争所造成的死伤。最早对此的明确记载是在公元前 5 世纪，当时在古希腊雅典暴发了瘟疫。因年代太过久远，到底是何种疫病尚不能确定，但是从既有的描述，特别是从一些艺术品中可推测，该疫病极有可能是天花。它夺去了雅典近一半公民的生命，当时的执政官也在此场瘟疫中去世，雅典由此走向衰落。公元 165 年，正值古罗马的鼎盛时期，又一场瘟疫暴发——现在推测，很可能是鼠疫。其后 100 年间流行的 5 次瘟疫使古罗马四分之一人口死亡，整个帝国也从此衰颓。到了公元 6 世纪，在东罗马，鼠疫卷土重来，人口又整整减少了四分之一。

12、13 世纪，麻风在欧洲兴起，症状表现为皮肤溃烂、指端脱落，严重时还会出现内脏损坏。最知名的疫病是 14 世纪在欧洲发生的大型鼠疫，因此病先会引起患者淋巴结溃烂，所以当时被称为"淋巴腺鼠疫"，之后患者的肺部会发生病变，到后期全部皮肤会由于缺氧而变黑，因此也得名"黑死病"。当时整个欧洲盛行鼠疫，死者多达 2000 万，是欧洲人口的近四分之一。除了少数贵族可以到乡村躲避疫情之外，在城市的疫区里，平民的房屋门窗都被钉上了十字，整个街道空无一人，仅可见累累白骨。总之，那场鼠疫，令整个欧洲都闻之色变。

15 世纪，正值法西战争之际，梅毒肆虐欧洲。法国军队因梅毒蔓延而溃散，终不战自败。法军混杂的多国士兵在战后回到各自的祖国，所携梅毒病菌便随之广泛扩散。15 世纪末，继哥伦布发现新大陆后，疾病充当了殖民军团的开路先锋。以西班牙对南美洲的占领为例，尽管南美洲当时有相当进步的玛雅文明，然而，由于当地原住民的祖先是从亚洲渡过白令海峡定居于美洲的，原住民基本上没有接触过当时欧洲的传染病，因此缺乏相应的免疫能力。在部分携带病原体的西班牙士兵抵达南美洲后，传染病便在这片瘟疫处女地上大肆蔓延，最早是流感，后来是斑疹伤寒、天花和鼠疫，这使90%以上的原住民染病死亡，南美洲随之沦为西班牙的殖民地。可以说，西班牙人战胜南美原住民，除依托先进武器外，另一个重要原因就是传染病的扩散。

到了17、18世纪，一场盛行的天花夺去了约1.5亿个生命。19世纪至20世纪中叶，又可被称为"霍乱时期"，因为在欧、亚、美洲各地，霍乱彼伏此起。这种可怕的疾病不同于我们现在的肠胃炎，霍乱引起的上吐下泻同时发生，病人很快就脱水休克，病死率高达50%—70%。当时霍乱的盛行与城市民众的密集居住以及公共卫生基础设施的严重缺乏密切相关，后来人们发现，霍乱主要以水为传播媒介，居民饮水后即患病。

自19世纪末至20世纪30年代，大型鼠疫横行，再次席卷1000多万个生命。1918年，"一战"刚结束不久，大规模流感随即暴发。流感最早出现于美国南部的军营中，随着军队的迁移，传布至欧洲，在途经西班牙时暴发，且造成大量死亡，后又被带回美国的波士顿，并最终扩散至美国全境。此后，流感在欧、亚、美三洲辗转，导致约 2500 万人死亡。在那之后，流感还有几次大暴发，1957 年和 1968 年曾在中国发生两次大范围暴发，1998 年又出现了一次世界范围的暴发。

此外，其他传染病也逐一登上人类疾病史的舞台。如 19 世纪暴发的结核病，它在整个欧洲扩散后转而侵袭亚洲，且在当时为不治之症，发病人数众多，病死率高达 97%。由于患结核病的病人大都面色苍白，故此病得名"白色瘟疫"。疟疾，是很古老的一种疫病，在中国的甲骨文里就有记载；Malaria（疟疾）一词，源自意大利文，原初为"鬼气"之意。人类早期并不清楚疟疾的致病机理，只能通过在海上设防或燃火熏烤来对其进行抵御，直到 20 世纪初，人们终于发现疟疾是通过被疟原虫感染的蚊子传播的，是一种寄生虫引起的疾病。伤寒，20 世纪 30 年代以前在世界各国流行，五六十年代在中国仍相当普遍，是较为典型的传染病。细菌性痢疾，在 1812 年俄法战争的最后阶段导致法军溃败——当时军队里盛行两种疫病，致使士兵丧失作战能力，其中一种疫病就是现今人们不以为然的痢疾。炭疽，在抗生素发现前曾是具有高致死率的疾病，"9·11 事件"以后，含有炭疽杆菌的信件在美国被用作发动恐怖袭击的生物武器，一时引起巨大恐慌。传染性肝炎，东方国家比较常见，中国乙型肝炎的感染人群比例很高。

## 二、人类与传染病做斗争的历史

自人类出现以来，传染病就如影随形，人类同传染病展开的殊死斗争也从未有过停歇。在古希腊时期，"西方医学之父"希波克拉底就推测，沼泽地区空气中的微小动物可能是引起多种发热疾病的原因。无独有偶，在东汉末年，中国连年动乱引发疫病四起，当时的医家张仲景，目睹自己三分之二的宗亲在十年内皆染病离世，遂立志要研究疫病，由此撰写出中医扛鼎之作《伤寒论》。此书针对当时的传染病，总结出自成一体的治疗原则，且行之有效，张氏也由此获得"医圣"之美誉。到了17世纪（明朝时期），医家吴有性撰写专著《温疫论》（即《瘟疫论》），言"温疫之为病，非风非寒，非暑非湿，乃天地间别有一种异气所感"。吴氏认为，天地间存在一种异气，它是瘟疫致病的根源。而此异气是何物，又在何处？吴氏尚无法给出解答。

由此可见，对于致病机理，早期医家较多提出理论猜想，但在具体验证方面并没有取得实质性突破。在这种情况下，人们最早预防传染病的措施是隔离。公元前736年，一位修道士创建了第一所麻风病院，病人被安置其中得到收容照顾，这正是隔离制度的雏形。而在这之前，麻风病人的选择往往是逃出疫区，如果不逃逸，就会被禁闭至死，但病人的出逃也意味着疾病的持续扩散。而麻风病院建立以后，病人便选择住院接受照顾，病原传播就得到了有效控制。所以，到11世纪麻风再次兴起之时，隔离模式就被普遍采用了。14世纪，黑死病广泛流行，人们从中总结出了办法，在1377年，拉古萨共和国（现克罗地亚地区）颁布了对海员的管理规定：来自疫区的海员，在进入港口之前必须在海港以外一定距离的岛屿上停留30天。其后，意大利威尼斯同样规定：从疫区来的船队，需在境外岛屿停留40天。这就是现代海港检疫制度的前身。

病人被隔离后，负责照料的医护人员就要设法避免被感染。当时有一种防感染面具，形似鸟嘴，戴着它的医生被形象地称为"鸟嘴医生"。面具常为银制，中空"鸟嘴"部位塞入醋浸的海绵，用以过滤空气中的病菌。他们通常身着长袍防护衣，眼部戴有透明玻璃罩，手持一木棍，用来掀开病患的被单或衣物，或指挥病人如何治疗。

不仅西方如此，中国也较早就推广了隔离手段。1910年，清政府还未被推翻之际，哈尔滨地区暴发了大型鼠疫，疫情严峻。皇帝即颁发圣旨给从英国学医归来的专家伍连德，命伍氏以医官身份赶赴疫区，且授予他调度一切的特权。于是，大年初一，伍氏命人将病尸排成一公里长，果断将其焚烧。这一"焚尸火葬"的行为在封建时代可谓石破天惊，却是最为必要的隔离措施，因为尸体如果按照传统风俗入土而葬，就会被地下的老鼠啃食，疫病仍会以鼠类为媒介四处扩散。正是"焚尸"、建立临时消毒所和"疑似病院"等举措，令疫情在四个月内就被扑灭。尽管当时尚未明确病源与致病机理，但已找到行之有效的防疫手段，建立隔离无疑是人类疾病预防历程中意义重大的举措。

到了 19 世纪，随着病原微生物学研究的不断深入，传染病的防治取得了突破性的进展。首先是法国生物学家巴斯德"细菌致病学说"的提出。巴斯德早期研究葡萄酒的腐败问题，他猜想，葡萄酒的腐败变酸与人体组织被感染后的腐败溃烂之间或许存在某些关联。最终，他通过精巧的实验证明，传染病的发生是由病原微生物引起的。

再进一步，是德国"细菌之父"科赫发现了多种传染病的病原体，包括炭疽杆菌、伤寒杆菌以及霍乱弧菌。为了有效验证一种病菌确实是引起某种疾病的根源，他提出了知名的"科赫准则"：准则一，在所有的患者身上发现这种病原体，但健康人身上没有；准则二，从患者身上分离出的这种病原体能在培养皿内繁殖；准则三，用培养皿中的病原体去感染实验动物，动物能患上与人同样的疾病；准则四，从患病的实验动物身上能分离出同一病原体，并能在培养皿中发育。"科赫准则"至今仍普遍适用，对确定传染病的致病微生物具有重大指导意义。

发现了病原体后，就要想办法将其杀灭。当时科研人员致力于寻找"魔弹"——一种能够特异性杀灭病原体的药物，它如同被赋予魔力的子弹，可以精确杀伤敌方。后期，科学家发现化工染料可以对细菌进行特异性染色，就尝试将染料作为化学药物进行实验。德国科学家埃尔利希（Paul Ehrlich）发现了一种编号为 606 的染料，可以特异性杀死引起梅毒的螺旋体。很快，多马克（Gerhard Domagk）发现了一种名为"百浪多息"的红色染料能够有效抑制链球菌感染，后从中提取出无色的活性部分，即被沿用至今的磺胺。

当然，科学的前行不会止步于既有成果。随后，抗生素的发现又为人类疾病斗争史增添了浓墨重彩的一笔。1928 年，英国科学家弗莱明（Alexander Fleming）首次发现青霉菌的代谢产物对细菌生长具有强大的抑制作用，青霉素即成为人类发现的第一种抗生素。后来，钱恩（Ernst Boris Chain）和弗洛里（Howard Walter Florey）又设计出分离提纯青霉素的工艺。三位科研人员也由此获得了 1945 年的诺贝尔奖。之后，随着链霉素、氯霉素等种类繁多的抗生素相继被发现，传染病的死亡率大幅下降。抗生素之于人类社会的积极效用是有目共睹的，然而，这并不意味着它是多多益善的"万灵药"，抗生素滥用的问题值得警惕。

不过，抗生素纵然威力强大，也要在人患病后才能杀灭病菌，是否有让人免于患病的医学手段呢？有，那就是疫苗接种。公元 10 世纪，中国已有用"人痘接种"防治天花的历史记载：给未患天花者接种天花患者的痘痂，即可抵御此病。这一方法从中国传入俄国，又经土耳其传往英国，后在欧洲得到普遍应用。但此法并非万全之策，因痘痂本身就含有病毒——若适量接种，病毒会刺激人体形成免疫能力，可终生抵御天花；若接种过度，人体无法抵御大量病毒，反而会患上天花。1796 年，英国医生詹纳（Edward Jenner）解决了这一隐患：他发现挤牛奶的女工常常会得牛痘，却从未罹患天花，就猜想，是否牛痘里存在某种可以抵御天花的物质？他尝试性地把牛痘痘浆提取物接种给一个八岁的男孩，结果，男孩由此产生了对天花的免疫能力。相比于人痘接种，牛痘接种的方法更为安全。19 世纪以后，牛痘接种逐渐普及，天花病人越来越少。1979 年，世界卫生组织宣布：人类已彻底消灭了天花。

继牛痘疫苗之后，巴斯德在 19 世纪后叶制备出狂犬病疫苗，后来他研发的霍乱疫苗、炭疽疫苗也逐一问世。现在对百白破疫苗、麻风疫苗、流感疫苗等的普遍接种，极大程度地提升了人体对疾病的免疫能力。

### 三、与传染病做斗争的历史启示

以史为鉴，可知兴替。从传染病的历史以及人类与传染病做斗争的历史中，我们可以得到这样三个启示。

第一个启示：传染病将长期存在。从哲学维度和历史维度来看，人类和传染病的较量终究是自然且合理的一种存在状态，因为人类和包括微生物在内的其他生物共存于自然界，彼此会形成相生相克、相互制约的关系。就病原体而言，寄生是其存活方式，因此它必然要侵袭动物或人类。如果病原体足够强大，它会令宿主患病甚至死亡；反之，它会被宿主的免疫系统所消灭。但多数情况下，两者会呈现一种互相斗争的动态平衡：病原体可以侵害部分人体组织，但又被人体的免疫系统所压制；当外界环境对宿主产生不利影响时，病原体就会由蛰伏转为活跃，趁机引发疾病。这是一种长期存在且符合自然辩证法的哲学解释。

实际情况也是如此。尽管疫苗、特效药的产生令传染病的致死率大幅降低，但近 40 年来又出现了多种新型传染病。例如，1977 年在非洲发现了埃博拉病毒，感染者清醒时高烧，肌肉疼痛难忍，后期内脏呈半液体状，全身出血。同年还发现了嗜肺军团菌，它是一种革兰氏阴性细菌，最早引起一个军团罹患肺炎，故得此名。这一年还发现了汉滩病毒，它可通过灰腺鼠传播引起流行性出血热，病人会因肾功能衰竭而死亡。新的肝炎病毒接连被发现，先有甲型肝炎，后乙型、丙型肝炎接踵而至，现已排到辛型肝炎。1996 年，发现了疯牛病的病原体朊毒，以前叫朊病毒，它并非病毒，而是一种位于神经系统的蛋白质。当它发生错误折叠时，就会引起下一亚结构单位的错误折叠，连锁反应后就会产生疯牛病，且人畜均为易感对象，曾经恐怖一时。不过，由于防范及时，如英国当时果断屠宰了成千上万的牛畜，所以全球疯牛病患者实际仅有 50 人左右。2014 年，在智利发现了寨卡病毒，这种虫媒病毒至今仍是非洲地区的梦魇。可见，新的传染病还在不断发生。尽管我们有了现代的方法，疾病不再像以前那样引起大量死亡，但是疾病产生的速度更快于先前，这与城市发展导致的生态失衡密切相关。

第二个启示：现代科学的发展，从根本上改变了人类与传染病的力量对比。中世纪黑死病流行时，医生几乎无计可施，能做的仅有建立隔离。而从 19 世纪起，现代科学技术成果呈现指数型激增，使人类在与传染病较量的过程中由敌强我弱转为势均力敌，乃至更胜一筹。得益于现代医学和生命科学的飞速发展，我们消灭了天花，战胜了"非典"，根除了脊髓灰质炎……在同传染病斗争的过程中，人类日渐处于有利的地位。

第三个启示：传染病发生的社会因素至关重要。疾病看起来是医学、生物学问题，但若深入追溯，就不难发现，它和社会的联系至为密切。

首先，从社会层面来看，全球化对传染病影响重大。在《剑桥医学史》中我们可看到，鼠疫、霍乱的蔓延都有各自的传播地图，它们反映了疾病如何在各地辗转。过去传播周期较为漫长，多则需要几十年，而如今，人际、交通和经济的全球化也促成了疾病传播的全球化，一种疾病有可能在短期内迅速蔓延至世界各地。这无疑对疾病防控、海港检疫等工作提出了更高的要求。另外，城市化的飞速发展，也在一定程度上加快了传染病的蔓延。疾病传播的重要先决条件，就是人的聚居。回溯历史便会发现：在人类进入集体居住的农牧社会后，传染病即开始全面流行，如果没有人群基础，传染病就没有传播条件。城市化导致区域人口密度日益增加，但与之相应的公共卫生设施却不甚完备，特别是一些新兴城镇，居民住宅较为密集，而公共排水系统等却处于瘫痪状态。如果配套的卫生设施跟不上城市化的脚步，传染病的发生就在意料之中。

其次，从生态层面来看，工业化进程带来的严重污染造成物种数量锐减，生态系统的稳定结构由此发生不可逆转的改变。而农牧业活动对生态的影响也不容小觑，如农药的无节制滥用，令人类与微生物之间长久建立的平衡状态被打破，自然界与人体内的菌落种类和分布比例也随之发生重大调整；牧业方面，早先牧区施行的无计划放牧，导致现在草场退化，鼠疫频发。可见，生态平衡一旦被打破，传染病就大有抬头之势。

总的来讲，通过回顾传染病的历史，我们了解到，在与传染病斗争的过程中，人类正逐步取得胜利。面对新型疾病，我们的反应不再是盲目的恐慌，而是理性的从容，所谓"知彼知己，百战不殆"。随着医学与生命科学对疾病内在机制的不断深入揭示，人类在认知和应对疾病方面的能力显著提升，我们有信心未来终将战胜种种传染疾病。当然，这并不意味着我们能够高枕无忧。可以预见，人类还是要在相当长的时间里同传染病展开旷日持久的斗争。所以，作为传染疾病对抗大军中的一员，我们每个人都有义务从自身做起，建立、维护良好的社会卫生环境，保障自然生态系统的持续发展，减少病菌的滋生条件，为全人类的卫生保健事业尽己之所能。

## 20 世纪现代医学进展 *

20 世纪现代医学飞速发展，成果超过了自其产生以来的总和，可以毫不夸张地说，今天医院里所有的诊断和治疗方法都是 20 世纪发明的。在此之前，尽管人们已经在解剖学、生理学、组织学、胚胎学、病理学、细菌学等方面积累了大量知识，为现代医学奠定了基础，但遗传学的面纱还没被真正揭开，很多生理、病理现象的机理尚不清楚，人们更未能从分子水平揭示其中的奥秘。此外，医学知识的应用、医学技术的发展远远滞后，长期以来对疾病的治疗基本上只有传统的放血、发汗、饥饿、催吐、通便等方法，以及民间流传的草药治疗。

1895 年伦琴（Wilhelm Röntgen）发现了 X 射线，1896 年贝克勒耳（Henri Becquerel）发现了天然放射性元素，1897 年

* 本文根据作者在中央电视台《百家讲坛》（2003 年 5 月 19 日）的讲座整理。此后，医学飞速发展，有些内容今天看来已显陈旧。好在本文仅涉及 20 世纪，所以收入本书时未做相应修改，敬请读者注意。

汤姆孙（Joseph John Thomson）发现了电子，20世纪前期爱因斯坦（Albert Einstein）和玻尔（Niels Henrik David Bohr）建立了相对论和量子理论，这些科学发现促进了电子、计算、化工、材料、仪器设备等现代技术的发展，不仅使医学基础研究不断取得突破性进展，而且大大促进了医学应用技术的发展。

20世纪初，德国科学家埃尔利希和多马克先后发现了能杀死梅毒螺旋体的606和能抑制链球菌的"百浪多息"（后从中提取出其活性成分磺胺）。1928年，弗莱明发现青霉菌的产物可有效抑制细菌的繁殖，然而由于缺乏提取技术，青霉素难以批量生产。直至30年代，钱恩和弗洛里终于设计出提纯工艺，青霉素得以在临床中广泛应用，"二战"中的大量受伤士兵由此免于感染死亡。之后，瓦克斯曼（Selman Abraham Waksman）从土壤微生物中分离出链霉菌，将其产物用以治疗素有"白色瘟疫"之称的肺结核，疗效显著，他也由此摘得了1952年的诺贝尔桂冠。

维生素的概念也日益进入大众视野。它的发现源于早期的营养学实验，科研人员用含有脂肪、糖类、蛋白质、无机盐等当时所知一切营养物质的合成饲料喂养小鼠，结果那些小鼠仍无法存活。后发现，生命活动的维持还依托于另一类微量物质的存在，因而称之为"维生素"。例如缺乏维生素B1、A、C、D或K就会分别罹患脚气病、夜盲症、坏血病、软骨病或出血性疾病。

　　　　　　　　　　　　　　　　　医学的温度

机体内分泌腺产生的多种激素及其功能在 19 世纪已被发现，但到 20 世纪才在临床上得到应用。最先是 1922 年加拿大麦克劳德（John Macleod）教授实验室的班廷（Fredrick Grant Banting）与贝斯特（Charles Herbert Best）在胰腺提炼出能降低血糖的胰岛素，次年他们在生化学家克里普的帮助下成功提纯胰岛素，使其能用于糖尿病的临床治疗。1923 年，班廷和麦克劳德荣获诺贝尔奖。值得一提的是，雄性激素和雌性激素在 20 世纪 30 年代得到分离提纯，在控制与性激素紊乱相关的疾病中得到应用，女性口服避孕药从 60 年代开始被广泛采用。

除药物以外，诊断技术也在 20 世纪突飞猛进，除了体液化学和生物学实验室检测指标的大幅增加以及病理学技术的改进外，影像技术方面也取得了革命性的进展：最早是 X 射线感光成像的发明；后来，用 X 射线 360 度扫描，结合计算机技术，发明了可以三维成像的计算机断层扫描（CT）；再后来，分别利用核磁共振原理和正电子扫描技术，发明了磁共振成像与正电子发射型计算机断层扫描（PET），可以更加清晰地显示疾病部位。造影技术接二连三的突破，使人们能越来越清晰、细致地透过体表看到体内器官，并发现病灶部位和形态改变，进而采取针对性的治疗措施，其最直接的效果就是大大推动了外科的发展。

影像发现病灶后，最有效的治疗就是外科切除或修补病灶。体外循环技术使心脏直视手术成为可能；麻醉技术的不断完善和手术器械的不断改进，使外科手术范围扩展到所有器官。针对细小部位手术的困难，又发展出显微外科。最早是法国医生卡雷尔（Alexis Carrel），他成功完成血管缝合，获得了 1912 年诺贝尔奖。中国于 1963 年成功实施了世界首例断手再植手术，又于 1986 年顺利完成了十指断离再植术。如今，此类手术已相当成熟普及。外科技术的不断进步，加上排异机制研究和排异药物研发，使器官移植得以成功开展，可移植器官越来越多，再生外科蓬勃发展。为了减轻外科手术对机体的创伤，微创手术也普遍开展，并且已可应用于几乎所有的器官。

神经科学的成果同样日新月异，从神经元结构和功能的探知到神经电信号传导机制的发现，再到神经递质释放猜想的证实，科研人员正在逐步为我们展现神经系统内部精妙而有序的运作图景，从而为这一运作机制的人为维护提供可能。此外，脑科学这一分支的发展更是成绩斐然。例如，研究发现，大脑左半球主要负责语言、书写、逻辑思维等的调控；右半球则主要负责空间、音乐、图像感知等的发挥；半球之间又通过胼胝体产生信息交互。而大脑半球与肢体呈交叉对应，因而左利手者较专注于艺术感知，右利手者较擅长于抽象逻辑。至此，大脑半球间既密切协作又各自分工的机理得到全面揭示。

生命科学特别是现代遗传学对医学的影响，绝非"重大深远"一词所能概括。1865 年，孟德尔通过研究豌豆性状提出遗传的分离和自由组合定律，为 20 世纪现代遗传学的交响鸣奏序曲；1908 年，摩尔根通过果蝇杂交实验证实染色体是遗传物质的载体，同时发现基因连锁和互换定律；此后短短十几年，人体细胞中的 46 条染色体逐步得到分离鉴定，人们还发现，染色体数目或形态的异常会导致人体出现遗传病症；依据此机理，到 50 年代，染色体被成功分离并显影，根据数目和形态的改变来诊断单基因遗传病，或者来判断隐性遗传病人后代出现遗传病的概率，已经得到普遍应用。

50 年代初，美国科学家威尔金斯（Dominique Wilkins）用晶体衍射法探测染色体上的 DNA 构象，获得看似螺旋结构的衍射影像，然而，由于无法排除染色体上蛋白质对 DNA 成像的干扰，研究难以进一步开展。1953 年 4 月，沃森和克里克独辟蹊径，巧妙绕过此技术壁垒，采用缜密的演算和合理的构想，建立了 DNA 双螺旋模型：两条反向平行的单链螺旋，外部磷酸和脱氧核糖交替出现，内部碱基遵循互补配对原则（腺嘌呤 [A] 配对胸腺嘧啶 [T]，鸟嘌呤 [G] 配对胞嘧啶 [C]），碱基之间通过氢键连接，脱氧核苷酸之间通过磷酸二酯键连接。这一精密模型经多方验证成立，他们和威尔金斯一起于 1962 年荣获诺贝尔奖。

紧握开启分子遗传世界的金质钥匙，克里克未曾停歇片刻，1958 年，他提出中心法则，准确揭示了生物（病毒和朊毒除外）遗传信息的转移过程：信息复制，指 DNA 两条单链分离开来，以自身为模板合成对应的另一半；信息传递，指遗传信息从 DNA 传递给 RNA(转录），再从 RNA 传递给蛋白质（翻译）。中心法则的提出，叩开了分子生物学的大门。此后，对遗传物质的研究突破不胜枚举，人类得以深入走进微观生命世界。

理论的突破催生技术的应用。分子遗传机制的掌握，使人类有能力探寻自己的生命密码。于是，1990 年"人类基因组计划"得以启动，美国斥资 30 亿美元预计在 15 年内完成人类全部核苷酸序列的测定。他们准备根据现有遗传信息在染色体的定位建立遗传图谱，再建立物理图谱，最终测定出全部图谱的核苷酸序列。到 1998 年，遗传图谱、物理图谱均提前完成，唯有 DNA 测序工作仅完成 1%。得益于 PE Biosystems 公司研发的设备，之后的测序速率大幅提升，加上克雷特·温（J. Craig Vente）"散弹测序法"这一新途径的发现以及商业模式的介入，终在 2000 年 6 月基本完成人类染色体上 DNA 的序列测定。2001 年 2 月，测序结果分别在《自然》（Nature）与《科学》杂志上公开发布。经测算，人类染色体上存在 29.1 亿对碱基，约 3 万个基因，与原来根据蛋白质数量推算的 10 万个基因相差甚远。基因在染色体上的分布很不均匀，第 17、19 与 22 号染色体上基因密集，且以第 19 号最为丰富；而第 4、8、13 及 23 号 x、y 染色体上则基因较少。染色体中实际仅有 1.0%—1.5% 的碱基可直接编码蛋白质，而 98% 以上为非编码序列，此外，还存在 300 多万个重复序列片段。染色体中约有 210 万个单个碱基对存在个体差异（我们称之为单核苷酸多态性）。作为生命科学的"登月计划","人类基因组计划"取得了震古烁今的成果，但就探索遗传奥秘的千里之程而言，这仅是跬步之行，仍有少数碱基序列的正确性难以保证，基因的确切数目尚无法确定，一半克隆基因的功能仍处于未知，对基因数少于蛋白质数的事实还不能解释，对 DNA 链上大量非编码碱基对的功能知之甚少，以及新生蛋白质的出现是主要通过基因的转录、翻译改变，还是由于蛋白质之间的相互作用，抑或其他机制？类似这样的疑问还有很多，有待探索。

"人类基因组计划"对医学的意义不言而喻。

首先是基因诊断，特别是对遗传疾病的诊断。目前已经发现的单基因遗传疾病有 6000 多种，亲代若想在分娩前获悉子代是否遗传自身病症，可取母体羊水中的胎儿细胞，检查其中相关单基因是否有缺陷，也可以在体外培育的早期胚胎中取细胞进行基因检查，鉴定该胚胎是否编入了遗传疾病基因，以保证健康胚胎植入母体妊娠。此外，临床上对病人样本中病原体 DNA 的检测，显著提升了传染病诊断的精度和效率。

基因诊断已扩大到疾病易感性基因的检查。有些基因突变本身并不致病，但携带突变基因的个体容易受特定环境因素影响而患病。例如，乳腺癌高发家族中的女性，如有 BCR1 基因突变，则存在较高罹患乳腺癌的风险。现已在糖尿病、高血压等慢性病人群中发现不少与严重继发疾病相关的易感基因，继续研究下去，有可能筛选出高危人群，从而做到有的放矢的预防。

第二方面是基因治疗的可能性，可在发病的关键环节针对性导入对应基因。例如，针对外周血管阻塞，可导入血管内皮生长因子基因，使局部血管增生形成侧支循环来恢复供血。对于晚期恶性肿瘤，可将细胞因子基因导入体内，从而增强机体免疫能力，进而抑制肿瘤增殖。将"瘦素"基因导入遗传性肥胖患者，则见患者体重得到控制。我们自己实验室的研究证明，在破坏胰岛所造成的糖尿病大鼠模型中，导入胰岛素前体基因，可使大鼠血糖持续显著下降。当然，这些仅处于实验阶段，要真正应用于临床，还须下很大的功夫。

第三方面是基因预防，可将病原体非致病部分的基因导入人体，使机体产生对该病原体的抗体，即"基因疫苗"。目前，关于艾滋病与肝炎基因疫苗的研究已取得长足进展，不久的将来其成果有望用于大众。

第四方面是推动实现用药个体化。个体间存在的基因差异，使同种药物用于患同一病症的不同病人时，疗效千差万别。而且，因决定肝脏药物代谢能力的 P450 基因表达存在差异，纵然服用同等剂量，病人的血药浓度、持续时长也不尽相同。目前，科研人员正努力寻找决定上述差异的基因本质，特别是对单核苷酸多态性的研究。此问题一旦得到解决，医生就能根据每个人的基因特征来选择药物的种类及剂量，真正做到用药个体化。

最后，成果丰硕的干细胞研究亦值得关注。受精卵在分裂初期，细胞尚未分化，我们称之为"干细胞"。因其具备多向分化的潜在全能性，故有学者提出：或许可人工诱导干细胞分化成所需的细胞类型。1998年，美国科学家通过实验证实了此种可能，轰动学界。此后捷讯频出，1999年，科学家发现：人体成熟器官中也存在干细胞，可定向分化为其他细胞类型，如骨髓细胞可分化为心脏细胞，神经细胞可分化为肌肉细胞。干细胞的应用前景蔚为壮观，从理论上讲，可在早期保留胚胎干细胞，待个体需要更换器官时，诱导干细胞分化增殖为所需器官，再移植于自身，且避免了排异反应；还可提取个体骨髓、肌肉或神经细胞，定向地分化为所需细胞。

那么，现在的医学科学发展得这么快，技术发展得这么快，"人类基因组计划"完成了，功能蛋白发现了那么多，只要继续发展下去，是不是所有问题都会逐渐得到解决？

我本人认为，如果按这个模式发展下去，就是把基因都弄清楚，也不能解决所有问题。为什么？现在的研究是基于还原论策略，孤立地研究疾病基因、蛋白质细胞等，若是将结果应用于人体，在整体环境里，结果就不完全是那么回事了。我们的实验室曾经做过一个研究，用一个因素改变一个基因表达，结果发现有300多种基因的表达也随之发生了变化。如果单独针对这一基因治疗，另外几百种基因的变化怎么对待？这里的偶然性非常强，所以，我们现在应在还原论策略的基础上进行综合和复杂系统的研究，只有这样，才能揭示生命现象的真实过程，才有可能解决问题。

　　基于还原论方法所研制出来的化学药物，其副作用问题越来越引起人们的关注。例如，高血压是由于外周血管阻力加大引起的。使外周血管阻力增加的因素之一是血管紧张素，而很多高血压病人的血浆血管紧张素浓度是增高的，于是，医学家就想办法抑制血管紧张素的产生。后来确实研制出了血管紧张素转换酶抑制剂，能抑制血管紧张素的生成，使血压下降，成为一类很成功的药物。但实际上在复杂系统里，随着血管紧张素转换酶的抑制，其他很多基因的表达也在发生变化。例如缓激肽产生明显增多，导致支气管平滑收缩、痉挛，引起咳嗽，很多病人用药后出现剧烈咳嗽而不得不停药。这样的药物副作用还比较小，病人不吃它就可以了。另一种药物，西立伐他汀，问题就大了，它通过抑制一种辅酶 A 还原酶而抑制胆固醇合成，可降血脂，使用非常广泛。但后来发现，服用这种药物会使某些病人心肌溶解，严重时可造成死亡。于是，2001 年拜耳公司不得不宣布撤回这种药。

　　还有一个很有名的例子——反应停事件。1953 年，瑞士 Ciba 药厂首先合成可以抑制妊娠反应的药物——反应停。1957 年，德国正式将该药推向市场，成为孕妇抑制呕吐的理想选择。1959 年，德国有 100 万人服用反应停，每月销量达到 1 吨，并销往 46 个国家。1960 年，欧洲医学界发现畸形婴儿出生率明显上升，怀疑与用此药有关。1961 年，制药公司将反应停从德国市场上召回。1962年，美国科学家证实反应停能抑制机体合成免疫调节因子TNF-α（即肿瘤生长因子α）的合成调节，进而引起畸胎。反应停现在已被完全禁止使用。还有息斯敏，一种治疗过敏反应的药，医生发现它可以引起心血管系统的不良反应。还有一大类止痛药，现在发现都有诱发心血管疾病的风险，现在都已经撤市。

另一个更重要的问题是20世纪在医疗技术飞速发展的同时，逐渐形成了技术至上的观念，医学日趋离开人文。其表现为：（一）医学与病人的距离越来越远。医生越来越不愿倾听病人的主诉，只愿相信仪器设备与实验室检查结果，过度依赖药物与手术，越来越忽视病人的心理因素。（二）见病不见人，只顾局部不顾整体。随着临床专业的细分，造成"一科医生面对一个器官"的局面，忽视整体自然力与复杂性。（三）过度治疗发展到令人吃惊的地步。（四）医学与市场紧密结合。医院趋利行为膨胀，药商、医院经营者与医生形成商业联盟，医学沿着"用更昂贵的治疗方法，治疗更少数人的疾病"的方向发展。（五）医患关系紧张。医患关系物化，不少时候、不少人视医患关系为消费关系、合约关系。这样的关系如果成立，必然造成不负责任的医生与不信任医生的患者。（六）医学的根本目的淡化。医学似乎只考虑维持病人的生命，而不考虑勉强维持生命给病人带来的痛苦，也不考虑如何促使人们健康地生活；只考虑新技术的发明，而不考虑有多少人能享用这些技术，也不考虑人们的经济承受能力以及对社会的不良影响。总之，医学本身以及医疗技术的发展只能解决能否做到的问题，而不能解决需要做什么的问题。医学必须与人文紧密结合，才能保持正确的发展方向，真正造福人类。医学呼唤人文，医学必须回归人文。

当前，疾病带来的压力很大，传染病、地方病在增加。据卫生部统计，我国平均一个季度约有 100 万人得传染病。慢性病，如高血压、癌症、糖尿病等也在增多。我国有 3.5 亿人抽烟，抽烟是造成心血管疾病、肿瘤、呼吸道疾病非常明显的环境因素，是所有的致病因素里影响最大的，比如吸烟者心血管病和肺癌的发病率比不吸烟者增高十几倍。因此，青少年一定不要抽烟。但是很遗憾，我国现在十几岁的孩子抽烟的比例还在上升，而世界上许多国家抽烟的人数都在明显减少。此外，还有肥胖、食品安全、人口老龄化、出生男女比例失调、出生缺陷比例达 4%—6% 等。当然，环境污染也对人体健康造成了严重影响。

我国的医疗卫生制度面临着严重的挑战。看病贵的问题十分突出。1990 年看一次门诊平均 11 元，2002 年为 100 元，2005 年为 127 元；1990 年住院治疗费 473 元，2002 年为 3598 元，2005 年为 4662 元。这还是平均数，大城市的费用远高于此平均数，大大超过了人均收入的增加。看病也很难，特别是找好医生看难。更重要的是不公平，在医疗卫生服务方面，城乡差别显著，贫富差别显著。这都是我国目前急需解决的问题。

至于 21 世纪医学将得到怎样的发展，我们无法预言。1899年时曾经有不少学者试图预测 20 世纪的医学，然而，在他们的构想图景中，既没有如今习以为常的化学药品，也未见当前先进的影像诊断技术。1971 年，诺贝尔奖获得者伯内特预言：未来，生物研究并不会对医学大有裨益，即使略有，也不过是锦上添花。而如今，分子医学的蓬勃发展彻底否决了其论断。1987年，某知名医药企业组织 20 多位顶级学者，共同预测医学的发展前景，他们预言：到 2000 年时，艾滋病、麻疹将被消灭；癌症的治愈率提升到三分之二；多数状况下，冠脉搭桥术会被微创手术或溶栓药物治疗所取代。这只是当时对未来 13 年的预测，已然与后期事实大相径庭，若要预测 100 年后具体的医学变革，或许更是谬以千里。不过，这并非意味着人类对判断医学未来的大致发展方向无能为力，凡事变中有稳，关键在于如何正确把握事物发展的客观规律。所以，对于新世纪的医学图景，我愿给出几点趋势上的展望。

第一，21 世纪医学的发展依然取决于整个现代科学技术的发展，医学上的突破性进展有赖于与其他学科的交叉融合。生物医学成果的取得，不再仅仅取决于生物学家与医学家的努力，而将依托于多学科学者经验与智慧的集合。就以信息科学为例，此新兴学科与医学结合后所产生的社会影响不可估量。远程终端医疗日益普及，人工智能诊疗初见端倪，云端医疗数据逐步共享，多元学科的互通协作将孕育出医疗技术的硕果。

第二，21世纪的医学定会日益重视复杂系统的研究。长期以来，现代医学遵循着还原论的现代科学研究模式，从个体深入到器官，从组织深入到细胞，再到如今的基因分子，医学在逐步细化其研究对象。但人体是一个复杂系统，细胞同样是一个精密单元，只有将分析与综合研究相结合，才可能完全了解生命机理。近年来，日本与美国学者依据海量的生物学信息，在计算机上成功模拟出细胞代谢等生命活动，增强了学界研究生命复杂系统的信心。21世纪，得益于基因与蛋白质组学研究的蓬勃发展以及计算科学的变革创新，人类将有可能在复杂系统研究领域取得突破性进展，进而使医学出现新的飞跃。

第三，补充与替代医学将在21世纪得到进一步发展。现代医学治疗方法致力于纠正单一致病因素，尽管对部分疾病产生了积极疗效，但有时难免会引起人体系统中其他因素的变化，从而影响效果或产生副作用。在此种情况下，人们很自然地尝试选择天然药物治疗，或采用长期实践中总结的疗法，即补充与替代医学。中医药历经千年的积淀与传承，无疑是医学中的绚丽瑰宝。它与现代科学的结合，将令两者各取所长，对人类医学事业做出不可估量的贡献。

第四，医学伦理问题将日渐突出。现代医学的迅猛发展，将使早先虚妄的科学幻想（如器官克隆、基因编辑）在理论上成为可能。然而，是否要令幻想成真，则绝非单纯的技术问题，而是广泛涉及社会各个层面的复杂问题体系，主要包括以下几个方面：

1. 基因隐私泄露。疾病易感基因的发现，使个体对自身易患病症的类型有了清醒的认知，一定程度上有利于疾病的预防，但基因隐私泄露问题也随即出现。对个体而言，所携带的易感基因好比一个秘密的身份标签，外界一旦知晓，个体的工作、婚姻、社交等诸多方面就可能深受影响，自身也会为高罹患风险而忧心忡忡，未必会有优良的生活质量。

2. 基因编辑。基因改造技术令人类有能力改良自身或子代的基因，这听上去极具吸引力，但与此同时，也产生了一系列问题。首先，人体是一个复杂系统，改变一个基因是否会引起其他基因结构或功能的相继改变？其中潜在的风险很难预料，若贸然改动人类延绵之命脉，恐招致灭顶之灾。再则，这里还存在一个哲学命题：何为优质基因？美丑优劣皆产生于比较，若众人均改造基因而呈现雷同的"最优"性状，谁还会为自身的"优秀"而欣喜？

3. 医疗公平。现代医学的发展，在显著提高疾病诊疗效率的同时，也使医疗费用急剧增长。即使在发达国家，财政能力与公众福利的提升也难以满足医用支出的需求，发展中国家的医疗供需矛盾更可想而知。冲突的本质在于：有限的医疗资源只能满足少数人的需要。这就令医疗公平成为社会焦点，医疗资源的分配标准究竟是什么？财富，权力，需求程度，社会贡献？似乎任何一种都无法放之四海而皆准。哈佛大学的一位经济学家在谈及此问题时提出，中国 20 世纪六七十年代的医疗最为公平。我当时恰在西北乡村做基层医生，亲身经历了"公平"时期的医疗实践，农村合作医疗确实"公平"，因为当时民众均得不到优质的医疗资源，这一点恐怕美国学者无法体会。当前，如何实现最大限度的医疗公平，仍是棘手却亟待解决的社会问题。

上述问题其实都涉及医学的根本目的。过去医学的作用被理解为治愈疾病，后期又涵盖预防疾病。其实，医学的根本目的应是维护人体的健康，而健康是指"身体、心理及对社会适应的良好状态"。原则看似简单，实际却并非如此。临床上往往为了延续病人的存活时长，不惜巨额医疗支出，实际换取的却并非病人真正的健康，而是漫长的痛苦。如果医患双方皆能从维护健康这一根本医学目的出发，那么关于"安乐死"的争论就不会分歧众多，反对"脑死亡"为死亡标准的呼声也不会如此强烈。

一番回首与前瞻，我并非希冀以此通医学古今之变，而是更愿意在肯定人类非凡智慧的同时汲取自信前行的力量，以推动大家积极发展医学以及科学事业；在反思医疗伦理问题的同时寻求理性约束的尺度，以警醒各位勿忘医学事业的本质与初心。

# 对控制疾病危险因素的考量 <sup>*</sup>

一个多世纪以来，医疗技术取得了翻天覆地的变化。医疗技术的进步使许许多多原来不知道的疾病得到诊断，原来对之束手无策的疾病得以治愈，人类的健康水平大幅度提高。

但医学科技进步如此之大、如此之快，人们还来不及思考由此带来的很多问题，常常忘记医疗的根本目的，忘记自己从哪里来，要往哪里去。同时，随着人类对传染病的有效控制，慢性病逐渐成为人类死亡的主要原因。而通过控制危险因素预防疾病发生，已成为目前人类应对慢性病的重要手段。

每一种疾病，特别是慢性病，都有一定的发病概率，如果某些因素能够使群体中这种疾病的发病概率提高，我们就称之为危险因素。而控制住了这些危险因素，这种疾病在人群中的发

---

\* 本文为《对疾病危险因素控制和癌症筛检的考量》一文的部分内容，该文曾发表于《医学与哲学（A）》，2014，35：1—6。

病率就能降低。一个典型的例子是，在 20 世纪后半期，美国通过研究确认高血压、高血脂和吸烟是心脑血管疾病的三大危险因素，进而下力气控制这三种危险因素，当这三种危险因素都得到比较好的控制后，美国心脑血管疾病的发病率有了明显的下降。

由于慢性病对人类健康的影响日益增大，人们越来越重视影响慢性病发生的危险因素，越来越多的危险因素被发现，并被采取相应的措施控制，包括广泛使用药物。这些控制措施到底效果如何呢？下面，我重点以高血压和高胆固醇血症的控制为例谈谈我对当前疾病危险因素控制的一些思考。

高血压是疾病吗？这是一个比较复杂的问题。就高血压患者体内存在的病理改变而言，可以说是疾病，但多数高血压患者长期没有不适感觉，常常到发生冠心病或脑卒中的时候才出现明显的临床症状，而人们对高血压的关注也主要是因为冠心病和脑卒中这样的严重后果，因此高血压在概念上更接近冠心病和脑卒中的危险因素。

高血压需要治疗吗？大量的研究证明，控制血压可以降低 25%—30% 心脑血管事件的发生率，所以就人群而言，针对高血压给予治疗肯定是有益的。

但是我们要想一想，把降低 30% 的心脑血管事件危险性的结论用到个体上是什么含义。降低 30% 是一个相对概念，从 100% 降低到 70%，是降低了 30%，从 1% 降低到 0.7%，也是降

低了 30%。就中国 40 岁以上的高血压人群而言，10 年内心脑
血管事件（心肌梗死和脑卒中）的发生率最高在 15% 左右。降
低 30% 的发生率，即由 15% 降为 10.5%。也就是说，如果 100
个 40 岁以上的高血压患者服用降压药物控制血压，在 10 年内
只有 4—5 个人因为服用抗高血压药物而避免了心肌梗死和脑
卒中的发生，另外 95 个人用不用药结果是一样的。再考虑到高
血压治疗药物的副作用和服药带来的经济负担，作为个人，是
选择治疗还是不治疗呢？

　　这里还有一个高血压诊断标准的问题。目前，国际上通用
的标准是 140/90mmHg，超过这个标准就要终身服药，这合理
吗？研究表明，舒张压的高度与缺血性心脏病及脑卒中的危险
性几乎呈直线相关关系（图 1），也就是说舒张压越高越不好，
在保证重要脏器基本供血的前提下，舒张压越低越好，中间并

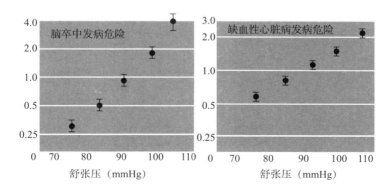

图 1　血压与脑卒中发病率和缺血性心脏病发病率的关系：
心脑血管病的危险随血压上升呈近似直线上升，关系曲线中没有明显拐点

对控制疾病危险因素的考量

没有一个明显的拐点。[1] 那么，为什么偏偏要把舒张压的治疗标准定在 90mmHg，而不是 95mmHg 或者 100mmHg 呢？这确实是一个令人困惑的问题。

2012 年发表了一项荟萃研究 [2]，结果显示 8912 例轻度高血压患者（140—159/90—99mmHg），经 4—5 年降压药治疗，与不治疗组相比，总死亡率（RR=0.85，95%CI：0.63，1.15）、冠心病发病率（RR=1.12，95%CI：0.80，1.57）、脑卒中发病率（RR=0.51，95%CI：0.24，1.08）、总心脑血管病发病率（RR=0.97，95%CI：0.72，1.32）在统计学上都没有显著差别，而服药者中有 9% 因为发生药物副作用而不得不中止治疗。这项研究提示，如果把舒张压的治疗标准提高 10mmHg，全球至少可以减少 1 亿人服用降压药，而人群的心脑血管事件发生率不会因此而改变。

除了高血压外，已有研究表明，高胆固醇血症也与冠心病和脑卒中的危险性相关 [3]，因而专家认定，如果通过限制饮食仍然不能把血胆固醇水平降为正常，就需要服用降脂药控制。对此，我们再来看一组研究：1998 年美国空军 / 得克萨斯冠状动脉硬化预防研究表明，治疗组将平均血胆固醇水平由 228mg/dl 降到 184mg/dl，结果 5 年内心血管事件发生率由对照组的 5% 降到了 3%，证明了控制血胆固醇水平的临床意义。[4] 但当这样的结果具体到个人时，是什么含义呢？就是每 100 个血脂轻度升高的人服用降脂药，只有 2 人受益。如果按此结果推算到终身服药（该研究人群平均 58 岁，按平均期望寿命 82 岁计算，持续服药 24 年），该研究估计，每 100 个血脂轻度升高者，不降脂治疗会有 22 人、降脂治疗会有 14 人发生心血管事件。这说明，78 人用不用药都不会发病，因此这个诊断属于过度诊断；14 人用不用药都会发病，而只有 8 人会从终身服药中受益。此外，基于这项研究，美国将高胆固醇血症的诊断标准由 240mg/dl 降到 200mg/dl，由于血胆固醇水平 200mg/dl 已经相当接近人群胆固醇分布的平均数，这一小幅度的改变使美国高胆固醇血症患者骤然增加 4200 万人（图 2）。当前美国三分之一成年人血脂高于"正常"，40 岁以上的人群中有四分之一在服用他汀类

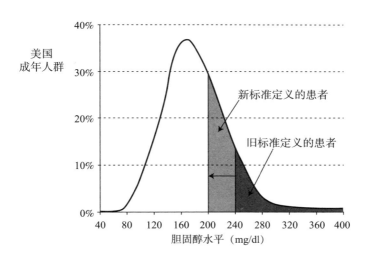

图 2　高胆固醇血症标准改变的影响：
美国将高胆固醇血症的标准由 240mg/dl 降到 200mg/dl,
使美国高胆固醇血症患者骤然增加 4200 万人

药物（美国第二大处方药）。

从上述例子可以看出，当前针对危险因素进行干预的实际结果是，只有极少数人从中受益，其中有些人的健康反因药物的副作用而受到损害。究其原因，当前这些危险因素的"危险性"并不高，针对这样的危险因素进行治疗实在像在执行"宁可错杀一百，不可放过一个"的做法，效率当然是很低的。问题是谁也无法排除自己是否属于不能"错放"的那个人。

基于上述情况，我认为可采取两方面的举措。

第一方面是面对低概率事件，做出合理决策，力争提高干预措施的效益。可以从四个方面着手：

1. 控制慢性病危险因素时，应首选安全、低成本的有效干预方式方法。例如，在控制心脑血管疾病的危险因素中，应该首先强调建立健康的生活方式，包括低盐低脂饮食、戒烟、多运动、减少精神压力等。这些举措成本低、效果好，应该首先做到，然后才考虑给予药物治疗。

2. 使用药物治疗预防疾病时，应优先在综合危险程度较高的人群中使用。例如，一位 65 岁的男性和一位 35 岁的女性，都有同等的轻度血压升高（150/96mmHg），前者吸烟、有高胆固醇血症，后者不吸烟、血脂正常，10 年冠心病绝对危险在前者和后者中分别为 51% 和 2.5%。在这种情况下，前者服药控制血压可以降低 10 年冠心病危险的 12.8%，而后者只能降低 0.6%[5]，前者的收益是后者的 21 倍。抛开年龄因素，显然前者应优先考虑药物干预，而后者应慎重用药。

推而广之，我们的努力目标应该是建立完善的多危险因素综合分析方法。例如，冠心病和脑卒中的危险因素包括高盐高脂饮食习惯、高血压、高血糖、高血脂、吸烟、缺乏运动、压力大、遗传易感，还要考虑年龄、性别等，可以针对各项因素给予评分，然后根据各项因素的权重通过合理的方程计算出总危险指数，只对总危险指数超过一定阈值而且通过改善生活方式仍然无效的人群给予药物干预。当然，这种多危险因素综合分析方法的建立，需要以大型人群及临床流行病学研究为前提。

对于多种危险因素同时存在的高危人群，还可以根据具体情况，针对多个危险因素"多管齐下、综合治理"。例如，有研究显示，对 50 岁以上人群，同时使用低剂量降血压、降血脂药物及叶酸、阿司匹林等，可以将心脑血管事件降低 80%以上。[6]

3. 尽可能寻找特异性更高的危险因素指标，将危险因素限制于"危险"程度更高的人群，以缩小治疗范围。例如，对于高血压和高血脂人群，如果通过多普勒超声或更加简易、准确的方法鉴别出已有较严重动脉粥样斑块的人群，甚或发明新的方法鉴别出冠状动脉或脑血管存在易破裂的不稳定动脉粥样斑块的人群，就能区分出高血压患者中真正容易发生冠心病和脑卒中的人群，而只针对这些人群给予药物治疗，就可大大提高干预的效率。

　　也许更重要的是，我们应该对危险因素的观念有一个根本性的转变。就高血压这个单一危险因素而言，诚然对动脉内膜的作用会引起动脉粥样硬化和微小动脉阻力增高等病变，成为冠心病和脑卒中的直接原因，但血压的升高更只是某种疾病的外在表现之一，机体内同时还存在一系列由该疾病引起的与高血压无关的导致心脑血管严重事件的其他病理改变，所以单纯用药物降低血压当然不能对心脑血管事件的发生率产生根本性的影响；现在看到的药物的部分影响可能也不仅仅是降低了血压的结果，而是药物还通过其他途径发挥了作用。因此，对于各种危险因素，只有深入研究分析，针对其背后的真正原因或直接引起疾病的机理采取控制措施，才能最有效地防止严重疾病的发生。

　　4. 进一步加强临床研究，根据中国国情确定自己的诊断与治疗标准。

　　目前的诊断标准基本上都是来自西方发达国家，而中国人在生理和病理上可能与之有所不同；此外，每个国家的经济社会发展水平不同，能够用于医疗的投入也有明显差距，中国应该根据自己的国情来确定自己的诊治标准。中国有 13 亿人口，拥有丰富的临床医疗信息资源，应该充分发挥这方面的优势，加强医学大数据及临床流行病学研究，不盲目迷信西方发达国家订立的标准和方法，把中国对危险因素的控制和

　　　　　　　　　　　　　　　　　　　医学的温度

疾病的筛检牢牢建筑在有效促进公民健康和符合中国国情的基础之上。

应对举措的第二方面，是要从根本上树立更加正确的健康和医疗观念。健康不仅是生理上的，而且是心理上和社会适应上的正常状况。我们追求的不仅是没有疾病，而且是全面健康。健康不仅取决于医疗，更重要的还取决于生活方式、公共卫生、社会和自然环境、经济条件和遗传基因，等等（图3）。有研究提出，医疗在保证人们的健康方面只起8%的作用。这一比例虽然不一定精确，但总体来看，一个人的健康程度更多取决于非医疗因素，则是可以肯定的。所以，我们不能把健康完全寄

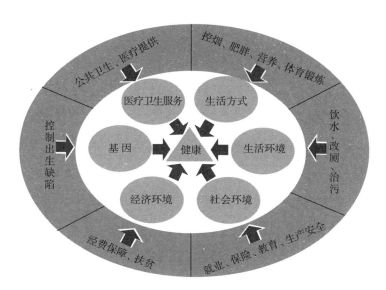

图3 决定人类健康的各种因素

托于医疗，不能等生病了才注意自己的健康。为了全民的健康，一个社会也不应该把卫生资源的大部分放在医疗上，而应该更多放在决定健康的其他重要方面。

就医疗而言，当前中国近 80% 的费用花在了病人的临终阶段，而那么多的花费却只换来了健康状况和生活质量很差的有限生命的延长。如果能把更高比例的经费花在实际效果好、成本合理、民众可以普遍受惠的医疗上，效益就能提高，受益人群就能大大增加。体现在具体措施上，就是要完善医疗保障制度，保证基本医疗和基本药物使用，加强基层医疗卫生力量。这里当然包括上面提到的认真考量药物控制疾病危险因素的社会整体效益，根据国情做出适宜的决策。

中国还是一个发展中国家，经济基础薄弱，人均收入低下，医疗卫生方面的财政投入与发达国家还存在很大差距，因此更应该把财力集中投向影响全民健康的基础条件上去，避免把大量的钱砸在效益低下的环节。可以设想，尤其在广大农村地区，把同样数量的钱用在改善基本卫生条件上，而非用在"宁可错杀一百，不可放过一个"的低危险因素的药物治疗以及不能肯定是否有意义的癌症筛检上，对改善人群健康的作用要大得多。把危险因素控制放到影响人群健康的大局中来考量，就会看得更清楚一些，就容易把握得更好一些。从本质上讲，这些科学的考量，非在减少医疗卫生费用，而是为了更合理地利用有限的资源获得最大的国民健康利益。

　　　　　　　　　　　　　　　　　医学的温度

## 参考文献

[1] Law M. R., Wald N. J. Risk factor thresholds: their existence under scrutiny. *BMJ*, 2002, 324(7353): 1570-1576.

[2] Diao D., et al. Benefits of antihypertensive drugs for mild hypertension are unclear. *The Cochrane Library*, 14 November 2012.

[3] Emerging Risk Factors Collaboration, Di Angelantonio E., et al. Major lipids, apolipoproteins, and risk of vascular disease. *JAMA*, 2009, 302: 1993-2000.

[4] Downs J. R., et al. Primary prevention of acute coronary events with lovastatin in men and women with average cholesterol levels: results of AFCAPS/TesCAPS. *JAMA*, 1998, 279:1615-1622.

[5] Wallis E. J., et al. Cardiovascular and coronary risk estimation in hypertention management. *Heart*, 2002, 88: 306-312.

[6] Wald N. J., Law M. R. A strategy to reduce cardiovascular disease by more than 80%. *BMJ*, 2003, 326: 1419-1425.

（香港中文大学唐金陵教授对本文提供了大量资料，并给予了多方面指导。北京大学心血管研究所张幼怡教授帮助制作图表。本文内容在 2014 年 5 月中国科学技术协会年会上报告后得到业内外许多人士的鼓励和指导。在此一并致谢！）

# 对癌症早发现、早诊断、早治疗方针的考量 <sup>*</sup>

我国癌症发病率不断增高，2013 年癌症新发病例数相比 1990 年增加了 80.8%。其中，肺癌发病人数由 26.2 万增加到 59.4 万，乳腺癌发病人数由 9.8 万增加到 26.6 万，前列腺癌发病人数增加近 5 倍。其原因与我国人均期望寿命显著延长、老年人口急剧增加有关，也可能与生活方式改变以及环境污染等有关。还有一个值得注意的原因，是医疗诊断技术发展和就医条件改善，使很多在原先条件下未能发现的癌症病人被诊断出来。

在癌症病人大量增加的同时，癌症治愈率显著提高。与 1995—1999 年相比，我国 2005—2009 年主要癌症的 5 年生存率有如下变化：胃癌由 15.3% 增加至 31.3%，结肠癌由 33.5% 增加至 54.6%，直肠癌由 28.9% 增加至 53.2%，肝癌由 2.4% 增

---

\* 本文发表于《医学与哲学（A）》，2017，38（1）：2—6。

加至 12.5%，肺癌由 7.5% 增加至 17.5%，乳腺癌由 53.8% 增加至 80.9%，宫颈癌由 40.1% 增加至 59.9%。[1]

这里，治疗技术的进步是一个重要原因，包括手术技术的提高，更先进的化疗药物和放疗技术的应用，越来越多靶向药物的发现，等等。而大家还是更多地将此归功于对癌症病灶的早发现、早诊断、早治疗。我认为上述两方面的贡献都很重要，但还需要排除可能存在的另一方面原因，那就是：由于超声、CT、磁共振、PET、特异性肿瘤标记物等先进诊断技术的广泛应用，比以前多发现了一批没有症状和体征的、在以往诊断条件下不能发现的、进展很慢的（甚至不会增长，乃至能自动消失）和不会转移的早期癌症，仅仅由于这些病人的良好转归，癌症的治愈率才得以提高。

图 1 显示的是假设的不同类型癌症的自然病程，其中有一类癌症近年来引起肿瘤学界越来越多的关注，其特性如上所述，被称作 indolent cancer，我暂且把它翻译成"惰性癌"。我认为，可以提出这样的假设：如果仅仅针对病灶，早发现、早诊断、早治疗的主要效果只是多发现了更多的惰性癌，这部分病人如果不发现、不诊断、不治疗，其实并无碍健康，而发现、诊断或治疗反而会带来一系列负面作用。

要证明上述假设，是有很大难度的。一个癌症病人，经过治疗好了，无法证明如果不治疗也会好，一般都会认为那是因为发现得还算早；一个癌症病人治疗无效，即使发现时病灶很

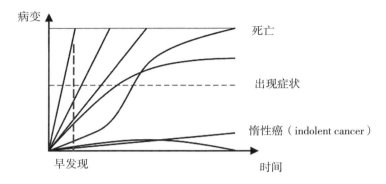

图 1　不同类型癌症的自然病程假设

小，一般也会认为发现得还不够早；医疗实践中也无法把癌症病人分组进行治疗与不治疗的对照研究。不过，还是可以通过以下三类途径得到相当的提示。

1. 回顾性比较一个国家或地区的经济、社会和医疗技术发展（特别是重视早发现、早诊断、早治疗前后），与人群癌症发病率、5 年生存率和死亡率变化之间的关系。

从美国国家数据库可以查到 1975 年至 2005 年美国甲状腺癌、肾癌、乳腺癌、黑色素瘤、前列腺癌的发病率和死亡率的变化。30 年间，这 5 种癌症的发病率都成倍增加，但是死亡率却都没有明显变化（图 2）。[2] 有两种可能：一种是环境、生活方式的改变等大大增加了癌症的发病率，但由于早发现、早诊断、早治疗，癌症的治愈率大大提高，死亡率得以维持不变。不过，发病率增长如此之快，而死亡率却如此稳定，实在令人难以置信。另外一种可能，则只是由于这段时期诊断技术的发展和

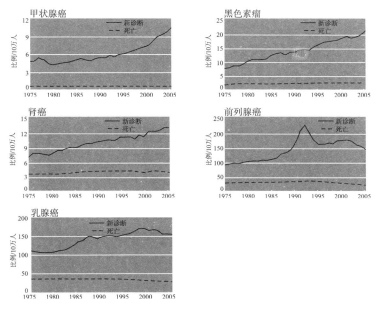

图2　1975—2005 年美国 5 种癌症发病率和死亡率变化的对比

更多的检查，更多的惰性癌被发现和诊断出来而已。仔细分析前列腺癌的曲线变化就会发现，1975—1986 年，发病率缓慢增长，年均为 2%，恰好与该时期前列腺良性增生外科切除术的增长速度相等，由于手术后常规都做病理检查，所以同时期前列腺病理活检的增长率也是年均 2%；1986—1992 年，前列腺癌的发病率有一个急剧的增长，恰好与该时期前列腺抗原（PSA）检测越来越普遍的情况相伴；而随着 1992 年后对 PSA 检测导致过度诊断有所认识和一定程度的控制，发病率又有所下降。尽管前列腺癌的发病率经历了如此变化，但该病的死亡率在这 30 年间始终没有明显变化。又如黑色素瘤，较之 1986 年，2001 年临床皮肤病理活检多做了 1.5 倍，而同一人群中黑色素瘤的发病率恰恰也随之增加了 1.4 倍。[3]

还有一个临床调查研究很能说明问题。1993 年以来，由于在健康人群中普遍开展甲状腺超声检查，韩国甲状腺癌病人的数量持续急剧增加，到 2011 年，总共增长了 15 倍 [4]，而且检查做得越多的地区，查出甲状腺癌的病人越多。然而，18 年间，甲状腺癌的死亡率却始终没有变化。

此外，对中美两国的癌症现状进行比较分析，也可以看到一些有意思的现象，并从中获得一些启发。2014 年，中国几家主流媒体在头版报道，美国癌症 5 年生存率为 68%，而中国仅为 31%，公众哗然。分析原因，想当然是美国医学发达，医疗条件优越，早发现、早诊断、早治疗比中国做得好。但我比对了具体数据 [5—7]，却发现了很有趣的事实。图 3 是两国多种癌症发病率的柱图，一眼望去，最引人注目的是乳腺癌与前列腺癌，两国的发病率（例 /10 万人）显示出巨大的差别，前者中美分别为 22.1 和 92.9，后者中美分别为 5.3 和 98.2，而这两种癌症的 5 年生存率大大高于其他癌症（图 4），由此拉大了两国癌症 5 年生存率的差距。如果在比较时剔除这两种癌症，中美两国癌症 5 年生存率分别为 25% 和 33%，差别大幅度缩小（表 1）。再比较这两种癌症的死亡率（例 /10 万人），却发现中国反而明显低于美国：乳腺癌分别为 5.4 和 14.9；前列腺癌分别为 2.5

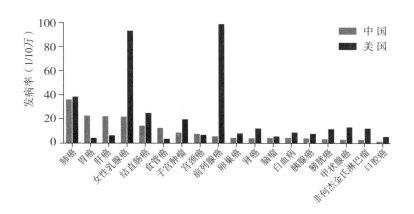

图 3　中美两国多种癌症发病率比较

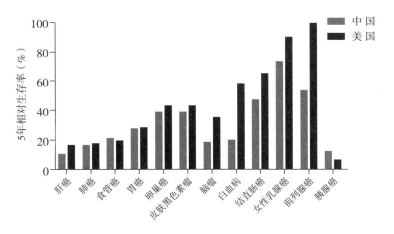

图 4　中美两国多种癌症 5 年生存率比较

和 9.8。这样的结果至少提示我们，对乳腺癌与前列腺癌早发现、早诊断、早治疗并没有给预后带来好处。

表 1　剔除乳腺癌和前列腺癌后中美两国癌症概况比较

| 概况 | 中国 | 美国 |
|------|------|------|
| 发病率 | 153.3/10 万 | 186.4/10 万 |
| 5 年相对生存率 | 25% | 33% |
| 死亡率 | 64.3/10 万 | 72.1/10 万 |

再以复旦大学附属中山医院关于小肝癌的诊断治疗为例。在我国 20 世纪 60 年代前期，如果被发现患有肝癌，病人几乎活不过 6 个月，5 年生存率仅为 1% 左右。后来汤钊猷教授在采用肝癌标志物早期诊断小肝癌方面取得重大突破，1968—1977 年在中山医院手术的肝癌病人 5 年生存率大幅升高至57.9%。再后来，虽然技术不断发展，在该医院早期发现的肝癌越来越多，病灶越来越小，但 5 年生存率再也未能进一步提高（图 5），也就是说 45% 左右的肝癌病人，在现有技术条件下，发现得再早，也是无效的。[8]

2. 开展前瞻性队列研究，比较筛检人群和非筛检人群癌症发病率和死亡率的差别。

例如，2011 年《美国医学会杂志》上发表的一项研究显示，在 55—74 岁的女性人群中采用肿瘤标志物 CA125 并经阴道超声检查筛检卵巢癌，筛检组与对照组各近 4 万人，追踪观察 12.4 年，发现因卵巢癌死亡的人数在筛检组为 118 人，在对照组为 100 人，并无显著差别。[9]

又如，美国 PLCO 进行了一项研究，在 55—74 岁的男性人

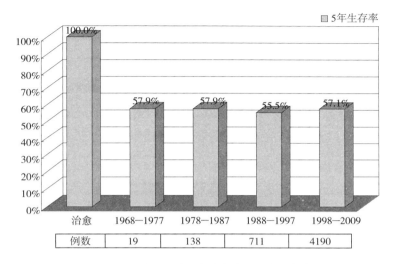

| 例数 | 19 | 138 | 711 | 4190 |
| --- | --- | --- | --- | --- |

图 5　上海中山医院肝癌治疗病人 5 年生存率

群中筛检前列腺癌，筛检组 38 340 人，每年检测一次 PSA，对照组 38 345 人；92% 的人完成 10 年随访，57% 的人完成 13 年随访。结果发现，在筛检组发现前列腺癌 108.4 例 / 万人，对照组为 97.1 例 / 万人，前者比后者多 12%，但死于前列腺癌的病人在两组分别为 3.7 例 / 万人和 3.4 例 / 万人，没有显著差别。[10]

值得讨论的是欧洲七国进行的 ERSPC 研究，182 000 名 50—74 岁的男性（59—69 岁男性达 162 243 人）参与，其中 72 890 人每 4 年开展一次 PSA 筛检，其余不筛检。经过 9 年随访发现，筛检和未筛检人群的累积发病率分别为 8.2% 和 4.8%，差别显著；同时，筛检组死于前列腺癌的比率较对照组下降了 20%（RR=0.80，95%CI：0.65，0.98）。[11]但由于前列腺癌病人的死亡率仅为每年 0.003/10 万—0.004/10 万，9 年间两组的实际死亡率之差仅为 0.071%，早诊早治的实际意义并不大。

再以乳腺癌来看，加拿大采用钼靶 X 线对乳腺癌进行筛检，结果显示前 5 年筛检组患癌人数比对照组增加了 27%，但是死亡人数没有显著差别；到 25 年时，累计发现筛检组比对照组患癌人数略微增加，但死亡人数仍没有显著差别（表 2）。[12]

表 2　加拿大钼靶 X 线筛检乳腺癌结果

| 总人数 | 89 835 | |
|---|---|---|
| 筛检 | 44 925 | |
| 对照 | 44 910 | |
| 最初 5 年 | 发现病例 | 死亡人数 |
| 筛检 | 666（27%↑） | 180 |
| 对照 | 524 | 171 |
| 25 年内 | 发现病例 | 死亡人数 |
| 筛检 | 3250（3.8%↑） | 500 |
| 对照 | 3133 | 505 |

3. 检查非癌症死亡者或一般就医者体内有没有癌症病灶。

例如，对非甲状腺癌死者做甲状腺组织病理检查，发现 36% 有癌症病灶，若把病理切片切薄至 0.5mm，比例更高。再如乳腺癌，对 40—50 岁非癌症女性死者做病理检查，发现其中 40% 存在乳腺癌病灶。[13] 美国底特律一个机构检测了 525 例意外死亡男性的前列腺组织，按年龄组区分，70 岁及以上死者中 82% 被检查出患有前列腺癌，50—59 岁死者的检出率是

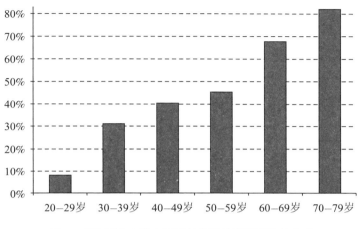

**前列腺癌检出率**

图 6　意外死亡人群中不同年龄段前列腺癌的检出率

46%，即使是 20 多岁的年轻死者，检出率居然也达 8%（图 6）。[14]

　　实际上，采用越先进的诊断技术，做越多的检查，就会发现越多的癌症病人。例如，对 50 岁的吸烟人群做肺 CT 检查，会有 50% 的概率发现肺部存在结节，但按照人群 10 年死亡风险率推算，其中 96.4% 不致命；即使在不吸烟的人群中，CT 筛检中也会有 15% 的概率发现有肺部结节，但其中 99.3% 不致命。用 CT 筛检肾脏与肝脏，也发现类似结果。而对上述人群用超声筛检甲状腺，则会发现三分之二的人都有癌症怀疑病灶。总之，上述没有任何症状、只是偶然在仪器检查中发现的肿块（称为 incidentolama），对 50 岁人群而言，除吸烟者外，10 年死亡率都在 1% 以下（表 3）。[15—19]

表 3　50 岁男性意外检出的肿块为致命性癌症的概率

| 器官 | CT 扫描意外<br>发现肿块的比例<br>（a） | 癌症死亡的<br>10 年风险<br>（b） | 意外检出肿块为<br>致命性癌症概率<br>（c=b/a） | 意外检出肿块不是<br>致命性癌症概率<br>（d=1−c） |
|---|---|---|---|---|
| 肺脏<br>（吸烟） | 50% | 1.8% | 3.6% | 96.4% |
| 肺脏<br>（从不吸烟） | 15% | 0.1% | 0.7% | 99.3% |
| 肾脏 | 23% | 0.05% | 0.2% | 99.8% |
| 肝脏 | 15% | 0.08% | 0.5% | 99.5% |
| 甲状腺<br>（通过超声手段） | 67% | 0.005% | <0.01% | >99.9% |

　　总之，通过上面三种途径多个案例的分析，我们有理由质疑早发现、早诊断、早治疗对癌症病人预后的正面效果。当然，目前的证据还不够直接和充分，涉及的癌症种类也比较有限，尤其缺乏那些恶性程度更高的癌症的相关资料。对惰性癌的病理基础和分子细胞学研究也基本阙如。所以，要下结论，还为时过早，我们只是提出问题，希望引起大家的重视，并提出下列建议。

　　1. 不应该提倡普遍性癌症筛检。

　　诚如前述，在健康人群中筛检癌症未必能降低癌症的死亡率，而筛检产生的负面效应却不可小视。以上述韩国甲状腺癌的过度诊断为例，几乎所有被诊断出来的病人都做了放射治疗或者甲状腺次全切除术，术后病人需要终生补充服用甲状腺素，其中约 11% 发生甲低症，而有 2% 的手术引起声带麻痹。[4] 在上文列举的美国卵巢癌的筛检研究中，筛检结果并不能降低病人因卵巢癌而死亡的比例，而筛检组 39 105 人中假阳性的 3285 人为进一步确诊，又有 1080 人接受了外科手术，其中 163 人出现手术并发症。[9]

由于癌症是一个低概率事件，即使筛检方法的灵敏度和特异性都很高，筛检结果中假阳性的比例也会非常高。以低剂量螺旋 CT 筛检肺癌为例，假如在一个 100 万人口的城市开展筛检，肺癌发病率以当前一般发病率 40/10 万计，就有 400 人会被查出患有早期肺癌。如果低剂量螺旋 CT 检测的特异性和灵敏度都是 90%，也就是说 90% 有病的会被查出来，而 90% 没病的也能被正确排除，看上去这个技术的效果应该不错了，但实际结果会是这样的：有肺癌的患者被查出 400×90%=360 人；而没有肺癌的 99.964 万人中会有 10% 的人被误诊为有肺癌，即 99 964 人。就是说，被查出肺癌的 360+99 964=100 324 人中，有 99 964 人是误诊，假阳性达 99.6%。也就是筛检阳性的 99.6% 的人其实本来什么事都没有，检查后却产生了沉重的心理负担，甚至"噩梦"从此开始，即做更多不必要的检查，诊断出更多可以不治的所谓疾病，实施更多不必要的治疗，使健康受到损害。而真正患肺癌的 360 人被混在 100 324 个阳性结果的人当中，仍然无法认定，需要进一步检查。因此，我认为不宜在健康人群中推行癌症筛检。当然，同时必须高度重视对高危人群和出现早期癌症征兆人群的识别，重点对他们开展定期监测。

2. 应该着力研究惰性癌，争取找到理想的鉴别惰性癌的诊断指标。

从上述案例分析，惰性癌是普遍存在的，在所谓"早发现"的癌症中比例不低。目前，医学界对惰性癌的重视非常不够，很多情况下没有把惰性癌与其他恶性癌区别对待，由此带来了很多不必要的治疗和对病人的损伤。建议把惰性癌作为癌症研究的重点，搞清楚惰性癌的发生机制、在不同癌症中所占的比例，找出临床上鉴别惰性癌与恶性癌的办法。病理学检查是目前判断癌症及其恶性程度的"金标准"，但惰性癌的病理特征还没有找到，无法做出判断，这是需要重点突破的。

3. 以病灶为中心追求癌症的早发现、早诊断、早治疗缺乏意义。

目前早发现、早诊断、早治疗的着眼点都是在癌症病灶上，但病灶仅仅是癌症的外部表现，而非病因。所以，发现癌症病灶早，不一定就是癌症早期；发现病灶晚，不一定就是癌症晚期；癌症病灶小，不一定病情轻；病灶大，不一定病情重。这些在临床上都已屡见不鲜。从理论逻辑看，既然病灶本身并非病因，那么，无论是手术切除还是化疗、放疗，都只是去除病灶局部的癌症细胞，只要病因还在，迟早会重新长出新的癌症病灶的，早发现还是晚发现并无差别。真正的区别在于癌症病理过程的早晚与轻重，在于自身免疫系统以及其他机体调节机制是否还来得及终止或逆转病理过程。由此可见，以发现病灶的早晚和大小来衡量早发现、早诊断，来确定早治疗，意义不大。今后癌症研究的重点应该放在病因与病理生理机制上，如果说"早"，也是指病程，而不是病灶，要争取在病程的早期发现癌症，针对发病机制在病程的早期给予治疗。

4.更加重视提高医生的临床决策水平。

在临床实践中，"早发现、早诊断、早治疗有利于癌症病人"的观点既不违背逻辑，也因为人们对癌症的普遍恐惧感而容易被接受。对医生而言，目前对惰性癌还没有好的鉴别方法，而癌症漏诊责任巨大，但过度诊断和治疗则风险极低。在这种盲目的集体意识下，要做出真正对病人有利的、正确的临床决策是不容易的。

首先，要求医者有更强的责任心，如果只是为了自己的安全，在不能确定是不是惰性癌的情况下，采取"宁可错杀一百，不可放过一个"的做法，是对患者不负责任，也有违医德。其次，要全面观察病情，做细致入微的分析，在不能确定为进展迅速的癌症时，尽量观察一段时间，避免轻率治疗。要特别注意与患者沟通，打消患者的恐惧心理，尊重患者的决策偏向。最后，在科普工作中，要避免对癌症早发现、早诊断、早治疗的片面宣传，消除公众对癌症的盲目恐惧，改变大家过度就医的习惯。

5.注意对老年人实施早发现、早诊断、早治疗方针的特殊性。

衰老是癌症最为肯定的危险因素，而衰老不可避免，因此癌症不可能被消灭。随着我国老龄化速度加快，癌症患者增加是符合自然规律的。老年人的癌症具有自身的特殊规律，他们体质和免疫功能下降，往往多种疾病共存，对手术、化疗、放疗等治疗耐受性差，然而癌症发展速度也慢，与机体共存的可能性增大。对老年人癌症的治疗要更加重视整体分析，抓住主要矛盾，节制侵入性疗法。一些进展比较慢的癌症，其自然进程可能长于生命剩余时间，采用保守疗护可能效果反而好一些。总之，在老年人群中贯彻早发现、早诊断、早治疗的方针，要顾及其特殊性。

## 参考文献

[1] Allemani C., Weir H. K., Carreira H., et al. Global surveillance of cancer survival 1995-2009: analysis of individual data for 25 676 887 patients from 279 population-based registries in 67 countries (CONCORD-2). *Lancet*, 2015, 385(9972): 977-1010.

[2] Welch H. G., Black W. C. Overdiagnosis in cancer. *J. Natl. Cancer Inst.*, 2010, 102: 605-613.

[3] Welch H. G., Woloshin S. and Schwartz L. M. Skin biopsy rates and incidence of melanoma: population base ecological study. *Bri. Med. J.*, 2005, 331: 481-484.

[4] Morgan D. J., Dhruva S. S., Wright S. M., et al. Update on medical practices that should be questioned in 2015. *Clin. Rev. Education*,

11/14/2015.

[5] 世界卫生组织国际癌症研究署 2012 年全球癌症报告（GLOBOCAN 2012）, http://globocan.iarc.fr/Default.aspx.

[6] Zeng H., Zheng R. S., Guo Y., et al. Cancer survival in China, 2003-2005: a population-based study. *Int. J. Cancer*, 2015, 136(8): 1921-1930.

[7] Siegel R., Ma J., Zou Z., et al. Cancer statistics, 2014. *CA Cancer J. Clin.*, 2014, 64(1): 9-29.

[8] 汤钊猷,《消灭与改造并举》, 上海科学技术出版社, 2011, 79 页。

[9] Buys S. S., Partridge E., Black A., et al. Effect of screening on ovarian cancer mortality: the Prostate, Lung, Colorectal and Ovarian (PLCO) Cancer Screening Randomized Controlled Trial. *JAMA*, 2011, 305(22): 2295-2303.

[10] Andriole G. L., et al. Prostate cancer screening in the randomized prostate, lung, colorectal, and ovarian cancer screening trial: mortality results after 13 years of follow-up. *J. Natl. Cancer Inst.*, 2012, 188: 429-430.

[11] Schroder F. H., et al. Screening and prostate-cancer mortality in a randomized European study. *New Eng. J. of Med.*, 2009, 360: 1320-1328.

[12] Miller A. B., et al. Twenty five year follow-up for breast cancer incidence and mortality of the Canadian National Breast Screening Study: randomized screening trial. *Bri. Med. J.*, 2014, 348: g366.

[13] Nielsen M., et al. Breast cancer and atypia among young and middle-aged women: a study of 110 medicolegal autopsies. *Br. J. Cancer.*, 1987, 56: 814-819.

[14] Sakr W. A., et al. Age and racial distribution of prostatic intraepithelial neoplasia. *Eur. Urol.*, 1996, 30: 138-144.

[15] Welch H. G., et al. *Overdiagnosed: Make People Sick in the*

*Pursuit of Health.* Beacon Press, 2011, p.95.

[16] Furtado C. D., et al. Whole-body CT screening: spectrum of findings and recommendations in 1192 patients. *Radiology*, 2005, 237: 385-394.

[17] Swensen S. J., et al. Screening for lung cancer with low-dose spiral computed tomography. *Am. J. Resp. Critical Care Medicine*, 2002, 165: 508-513.

[18] Ezzat S., et al. Thyroid incidentalomas: prevalence by palpation and ultrasonography. *Arch. Inern. Med.*, 1994, 154: 1838-1840.

[19] Woloshin S., et al. The risk of death by age, sex and smoking status in the United States: putting health risks in context. *J. National Cancer Inst.*, 2008, 100: 845-853.

# 对精准医学的几点思考 *

多年前，美国医学界就有人提出"精准医学"的概念，自从 2015 年奥巴马在国情咨文演讲中提出"精准医学计划"后，精准医学热度骤升，世界各地纷纷响应，中国的科技部门也启动了关于精准医学发展的重大国家研究项目。我觉得在这种情况下应该保持理性，不应陷入盲目。对此，我有以下几方面的思考。

## 一、精准医学时代已经到来了吗?

回顾医学史，1895 年伦琴发现 X 射线，几年后就应用到临床，使人们能够透过体表看到身体内部的某些结构。随后，CT、核磁等影像技术的发明与应用，让我们越来越精准地看清

* 本文根据作者 2016 年 12 月 17 日在复旦大学生命伦理中心成立仪式上的讲话整理。

器官上的微小病变。大量体液生化病理指标的发现和应用，也大大加强了疾病诊断的精准性。在治疗方面，继磺胺类药物和青霉素发现后，抗生素的发明越来越多，加上药敏实验等技术的应用，传染性疾病治疗的针对性大大增强。此外，外科和麻醉技术不断发展，器官移植、显微外科、微创手术的广泛应用，也都标志着医学精准性的加强。

我曾经从事肾上腺素受体研究。人们很早就发现身体内的肾上腺素受体可以分成 α 和 β 两种类型；到 70 年代，研究人员发现 β 受体实际上还分为 β1 和 β2 两种亚型，分别主要存在于心脏和血管，并据此发现了选择性 β1 拮抗剂而广泛、有效应用于心脏病患者，该发现还获得了诺贝尔奖。后来，研究人员发现 α 肾上腺素受体也可以分成 α1 与 α2 两种亚型；80 年代，我与美国同事们的研究发现不同组织中的 α1 受体有很大差别，证明这个亚型还包含不同亚型；再后来，日本药厂发明了选择性作用于前列腺 α1A 亚型肾上腺素受体的药物，现在已经普遍用于临床。所有这些，都是为了让临床治疗更加精准做出的努力。

可以说，这 100 多年来，现代医学一直在往精准的方向发展，进步可谓日新月异。凭什么突然判断现在到了一个新的"精准医学时代"了呢？想来可能还是与基因组后研究时代的到来有关。但这方面的研究有多少真正促进了临床医学的精准呢？可以说，贡献还非常小。当然，人们完全有理由憧憬医生未来按照基因突变情况来更加合理尤其是更加个性化地诊断和靶向治疗疾病，但这终究只是理想和目标，总不能靠几种肿瘤靶向药物的发现及其有限的效果就判定一个临床医学新时代的到来吧？我是反对随意把当前定为特殊的"精准医学时代"的。

### 二、精准医学到底能不能实现？

对此我也有一些疑问，结合疾病诊疗，我有三点思考。

一是人体与疾病的复杂性。疾病发生的原因，除基因突变、转录、修饰、翻译异常，生物活性分子间相互作用，以及人体微生物菌群活动异常等以外，也和自身的心理状况、生活习惯以及宏观的社会地位、自然环境、卫生服务等都有非常复杂的联系。尽管现在大数据技术飞速发展，计算和分析能力很强，但面对生命和疾病的浩瀚数据，特别是还有大量必需数据的缺失，以及非常多无法定量的情况，现在是否已经有能力支撑所谓的精准医学，值得怀疑。

二是精准和不确定之间的关系。从整体到器官，到细胞，到分子，每往下一个层次，医学研究的精细程度都确实更高，但与此同时，所获信息的完整程度也更低，与真实生命状态下的差别更大，整合的难度更大，不确定性也随之增加，"差之毫厘，谬以千里"的情况更多地发生。

三是个性与群体之间的悖论。精准医学以个性化的疾病防治为目的，试图根据每个人不同的基因分析疾病成因，精确给出针对个体的防治方案和药物剂量。问题是，如何确定某个个体的基因改变与疾病发生之间的关系呢？是否还是需要从群体的资料中统计出规律来呢？这样的话，从根本上还是不能摆脱利用群体概率来指导个体临床决策的局限性。现在有人提出ONE GENOME 路径，就是纵向采用本人不同时期不同状态下的基因表达资料，从个体的大数据来总结规律，指导诊断和治疗。我认为这条路是走不通的，个体大数据改变与疾病的关系可能被发现，但那已成过去，不能代表今后，也就是此时不能代表彼时谓也。所以，绝对个体化的诊治是不可能的，可能做到的只是疾病分类越来越细，治疗针对性有所增强而已。

### 三、同样推行精准医学，美国和中国有什么差别？

美国提出"精准医学计划"后两个月，中国科技部就召开了首届国家精准医疗战略专家会议，成立了专家委员会。专家们很快就有了一个明确的共识：中国发展精准医学要和美国不一样，一定要结合临床。我当然赞同这个观点，以解决诊断、治疗的问题为导向是好策略。与此同时，美国人也开始落实"精准医学计划"，首先确定的是以"篮子计划"和"雨伞计划"为代表的癌症靶向药物研究，其目标明确、规模不大，然而他们更加着力的是建立研究平台和整合各方研究力量。

我个人估计，美国的"精准医学计划"最后除研发出若干靶向药物外，不见得在临床上真正做到所谓的个性化诊治，但我相信它至少能大大推动医学基础研究，增强转化医学能力。而中国如果过分急功近利，一味强调解决临床实际，而组织上又缺乏重点、一哄而上的话，我很担心最后花了比美国人多得多的钱，却既不能解决临床实际问题，又不能有力推动基础研究。这一点希望引起政府和医学界的重视。

### 四、从价值理性出发，精准医学发展会带来怎样的结果？

美国公布的《人类基因组计划的经济影响》这一报告中提到，截至 2003 年"人类基因组计划"结束，以现时美元计，联邦政府共投入 38 亿美元，但形成了 7960 亿美元的经济产出，带来了 2440 亿美元的个人收入。的确，基因组计划显而易见地带动了 GDP，创造了就业机会，尤其对美国而言。但是"人类基因组计划"对人类的健康究竟发挥了多大的促进作用，产生了多少社会效益？我觉得是要认真评估的。《"健康中国 2030"规划纲要》提出，要把健康产业作为国民经济支柱产业。强调健康产业对经济的推动力，吸引大量资本急迫介入精准医学相关产业，这与促进人类健康发展之间究竟会产生一种什么样的张力？如何把握两者间的关系？我觉得有必要深入探讨。

若干癌症靶向药物的研制成功，是"人类基因组计划"的一个重要应用成果。近年来，我国要不要把靶向药物列入医保，已成为争论的焦点。近期我国各主流媒体以头版头条报道首批国家药品价格谈判成功，涉及慢性乙肝和非小细胞肺癌等病症的三个精准靶向药物价格降幅过半。但是，不少地方的医保主管部门却不同意报销，这样药企当然也不能降价。要不要把靶向药物纳入医保，其实是一个很复杂的问题，牵涉到经济，也牵涉到民生和社会。好的靶向药物固然能有限延长生存期，尤其是能显著提高癌症病人生存期的生活质量，但并不能治愈癌症，且价格昂贵。按照我国现阶段经济社会发展水平和医保资金实力，靶向药物治疗是否应该纳入基本医疗，是不是把钱用到别的地方能带来更大的健康效应，是要算一笔精细账的。老百姓当然愿意纳入报销范围，但政府还是需要量入为出、全面衡量，专家们也有责任帮着算好这笔账。我想，这里面包含很多价值理性问题。

### 五、精准医学带来其他伦理问题

2014 年，我曾专门就大数据技术的发展和应用到上海调研。当时，针对医学大数据可能影响个人隐私的观点，上海交通大学的一位教授不认为有什么问题，因为现在可以通过隐藏用户姓名等技术手段较好地予以解决，对此我也信服。但现在开展精准医疗，是要把结果落实到个人的，这种情况下，个人信息不可能完全隐藏，信息隐私的安全和保护必定会成为一个重大问题。此外，在精准医疗境况下，个人知情同意的执行应该做出怎样的相应修正？当人们知道自己身体内可能含有带疾病危险的基因突变时，会不会产生更多的烦恼和忧虑？医疗决策会更容易还是更困难？类似这样的一系列问题，值得医学伦理研究者认真思考。

除以上五点以外，最后我想提出一个更加根本的问题。即使精准医学完全达到了现在预设的理想目标，人类能够拥有更长的寿命、更健康的生活，但人最终还是会得病，还是会死亡。那么，那时的人类会不会比现在更脆弱，更承受不了疾病的痛苦，更惧怕死亡的到来，因而更不满意医学前进的步伐呢？人的尊严会更多还是更少呢？"后之视今，亦犹今之视昔"，100年来医学有了翻天覆地的变化，今人是不是比100年前的人在健康问题上感觉更加满意和幸福了呢？

# 审视医学技术的发展方向

科学是探索事物的真相和规律，技术是应用事物的规律为人类服务。医学科学是要了解人体的结构、功能，要了解外界条件、环境对人体的影响以及疾病发生发展的规律等，而要实实在在地防治疾病、促进健康，得靠医学技术的发展。

医学不仅仅是科学加技术。一方面，医学是"人学"，关注人的生命，关注生命的意义，不是简单的科学加技术就能解决问题。科学技术是人类对自然的研究、改造，而医学是人类对自身的研究。这在现代科学二元论体系中是特别的，人类自己能否认识自己的意识，本身就是一个哲学问题。

另一方面，自然界的问题有可能因为研究难度太大而被暂时搁置，但医生在接诊收治病人时，即使依靠目前已有的医学知识和技术尚无法进行准确诊断和有效治疗，也不能拒绝病人，哪怕只能提供一些帮助和心理上的抚慰，而这显然已经超出了科学技术的范畴。此外，医生看病也往往需要依靠经验和直觉。

医学科学与医学技术的发展相辅相成。人类文明发展到工业文明，技术的发展以科学为基础，同时又为科学进步创造了最好的条件，但两者的发展常常不同步。比如，16 世纪解剖学成熟，17 世纪生理学建立，18 世纪病理学诞生，19 世纪微生物学飞速发展，但由于这些医学科学的成就没有与现代技术相结合，因此医学技术总体上止步不前。到 19 世纪中晚期，医生看病主要还是依靠放血、发汗、催吐等传统方式。这时虽然已经能够进行某些手术，但由于没有麻醉和消毒等基本技术手段，因此不被视为正宗的医学。直至 19 世纪末 20 世纪初，现代技术迅速进入医学领域后，医学技术才突飞猛进。20 世纪中期之后，科学与技术之间的距离日趋缩小，科学成果迅速转化成技术，技术手段的进步又有力助推了科学研究，科学与技术的发展势不可当。医学也是如此。

医学技术发展如此迅速，可实现的目标如此之多，加上资本的裹挟和诱惑，使我们常常忘记自己的来路和归途，忘记医学技术的根本目的是保障多数人的健康，忘记医学技术的发展要考虑有效性、安全性、可及性、成本效益以及社会公平性。因此，在目前形势下，认真思考医学技术发展的方向十分必要。

## 一、医学技术发展方向颠倒

打个比方，每个人甫一出生，就登上了一辆大巴，这辆大巴行进在一条风景如画的沿河公路上，终点站是死亡——这就是人类的生命之旅。因车外的风景很美，有些人禁不住诱惑，下车去欣赏美景，但是这些美景离河太近，人们一不小心就掉入了河中，即得了病。有些人很快能爬上岸；有些人爬不出来，就只能往下游漂；有些人水性好，即便漂很远也能生还；有些人水性差，没漂多远就丧生了。现在的医学、医疗，把重点放在到河的下游救人，把大部分人力、物力都用来挽救垂死病人。实际上，有效的做法是防止人们掉入河中，更要劝导他们不要随便下车，即帮助人们改变生活方式。但很可惜，今天医疗的发展并非如此，甚至出现了方向性的偏差。

医学本来的服务对象应该是谁呢？我认为是刚刚上车的孩童和将要下车的老人，他们容易摔倒，需要搀扶，以平安继续生命之旅。这是医学本来的目的，是医生的初心。现在倒过来了，把重点放在了那些自行下车而掉入河中的人身上。从本质上看，这是一个医学技术发展方向颠倒的问题。

## 二、重视从战略层面研判医学技术发展的方向和重点

回顾一个多世纪以来医学技术的发展历程，一个很有价值

的问题便是观察其中哪些医学技术的发展最有成效。我的观点可能很不全面，在此旨在引发大家的思考和探讨。我认为，首先是影像技术。先有 X 射线显像技术，随后计算机断层扫描、CT、磁共振成像、同位素显影（包括 PET）、各种内窥镜检查技术等相继应用，使医生能够从体表看到体内，看清人体器官的病变。通过影像技术看到病变后，最有效的治疗办法就是外科切除或者修复病变，甚至移植一个异体或机械的器官。外科手术的精细度越来越高，创伤越来越小，微创手术已经基本涵盖所有器官，目前开始向微无创发展。接下来才是药物的发展，化学与生物医学的结合使新药研发从盲选向靶向选择过渡，有效化学药物和生物药物越来越多。我们是否可以这样总结：近一个多世纪以来，通过物理学方法，在器官层面提高诊疗疾病效果的技术取得了最好的成果；通过药物等化学方法，在器官层面解决问题的成效列居次位。

20 世纪后半叶以来，科学发现与技术应用之间的距离越来越小，医学技术的发展也越来越多地与生物化学和细胞生物学的研究成果相结合。特别是从 1953 年 DNA 双螺旋结构发现后，分子生物学发展日新月异，"人类基因组计划"完成，其他组学研究飞速发展，大数据和人工智能技术的应用跨上新台阶。这些新进展为人们从分子水平发展医学技术提供了很大空间。

2015 年 1 月 20 日，美国奥巴马政府提出"精准医学计划"，该计划得到了全球响应，中国也把精准医学研究列入了

"十三五"规划的重点领域。它的终极目标是以基因及其相关分子的病理改变作为疾病分类标准，根据个体间基因水平的差异来实施疾病的个性化诊断和治疗。例如，不同器官的癌症可能由相同的基因病变引起，可以定为一种癌症，由同样的靶向药物治疗；而一个器官的癌症可能由不同的基因病变引起，因此不是一种癌症，要由不同的靶向药物来治疗；即便如此，由于基因水平的个体差异，治疗时还要因人而异，针对性地给予不同的处理。这样的目标是宏伟的，不过，我认为，要在技术层面实现这样的目标仍旧很遥远，理由是：已经发现的遗传基因有几万个，而由基因 DNA 转录成 RNA，再翻译成有功能的蛋白质，其间的修饰、调节机制等，未知远远大于已知，人类还不具备处理如此海量数据的能力，复杂系统控制论方法也还未成熟。总之，科学知识的积累以及基础技术的发展还未达到取得突破性进展的水平。有人会反问：现在不是已经有越来越多的癌症靶向药物研制出来了吗？实际情况是，这些靶向药物针对的都只是产生癌症的部分靶点，而且，毫无例外，它们都不能解决癌症细胞的异质性问题，虽然暂时有效，但迟早会出现药物的耐受性，因此这些靶向药物都不能治愈癌症。所以，我认为狭义概念下的精准医学应该是我们努力的方向之一，但不应该成为唯一的方向，俗话说"不能在一棵树上吊死"。

与此同时，器官层面的医学技术具有很大的发展空间，技术储备也很充足。如果医学与材料、电子、信息等现代技术实现跨界合作，医学技术一定能不断取得新的突破，实实在在地解决临床问题。例如，医学影像对器官细微病变的精度还需要提高，最近中国国家发展和改革委员会正式批准立项的"多模态跨尺度生物医学成像国家重大科技基础设施建设"项目就是旨在通过多学科协作更加清晰地观察从器官到细胞的结构（《自然医学杂志》[*Nature Medicine*] 2018 年 8 月报道，澳大利亚学者采用双光子活体显微镜三维扫描发现，机体在碰到以前感染过的病原体时，在淋巴周围会出现一种极薄的未知组织，使记忆 B 细胞在那里集结，继而转变为浆细胞）。临床上疑似心绞痛者，无创 CT 检查的假阳性率过高，往往难以确定是否有严重冠状动脉病变；即使采用有创介入造影技术发现冠脉内斑块，也无法判定其是否容易破裂。现在已有实验室采用同位素标记特殊化合物后注入血液，然后通过影像技术判断冠脉内斑块的脆性，已接近成功。还有的研究模仿蝴蝶的视觉机制，将纳米材料与光电装置结合，研制出新型照相机，并将其置于手术眼镜中，让外科医生更加精确地识别和切除肿瘤组织。又例如，现在已经实现无创实时检测血糖浓度，配合胰岛素泵控制糖尿病人血糖，而韩国的一个实验室已经用特殊纤维纳米材料制成了一张可贴于皮肤上的薄膜，这张薄膜同时具备血糖检测和胰岛素泵的功能，并利用实测到的血糖浓度自动调控胰岛素输入。类似这样的例子还很多，甚至还有更加简单的途径，例如，北医三院脊柱外科根据临床影像资料，利用简单的 3D 打印技术制备出个性化的植入部件，完成多例原来无法完成的手术，取得了非常好的临床效果。现在有很多现成的成熟技术闲置，一旦它们与临床需求相结合，就能形成有价值的医学技术。

在如何整合器官层面的医疗技术并系统解决健康问题方面，也有很大空间。例如，高血压的诊断技术没有问题，降血压药物已经有很多，降压效果也相当好，但是高血压人群的基数非常大，中国高血压患者在成人中占四分之一以上，在 45 岁人群中已经超过了 40%。而另一方面，高血压仅是一项危险因素，中国高血压人群在 10 年内患心脑血管疾病的发生率为 5.6%，降压治疗只能减少 30% 心脑血管病的发生，每 100 人接受降压药治疗 10 年，仅有不到 2 人受益，这表明单纯采用药物降压治疗效率低下。现在医学界已经达成共识，对高血压人群，除药物降压外，控烟、运动、减盐、降脂、减肥等举措都可以预防心脑血管疾病的发生。但这些因素相互间有什么样的内在联系？综合评估时各自确切的权重有多少？综合评分为多少时可以不再服用降压药？目前，学界对这些问题仍缺乏系统的研究。如果在宏观层面系统整合研究取得的进展，高血压人群将获益良多。同样，在器官层面开展复杂性系统研究，患有高血脂和其他高发慢性病（如糖尿病、慢性阻塞性肺病等）的人群也会有很大的获益空间。

总之，随着医学科学由器官到细胞再到分子层面的深入发展，医学技术也将随之向微观层次跟进，尤其在基因水平诊断和治疗疾病方面，由此，将从根本上改变现存的医学技术系统。除此之外，医学技术具有相对独立性，其不仅跟随医学科学的发展而发展，也受其他领域的科学与技术发展的影响。人体是分层次的复杂巨系统，处于网络高端的器官系统与终端的基因分子系统相互间影响相对简单，如果实施学科交叉，将其他领域中新的技术成果用于知识更为成熟、系统相对简单的器官层面，是否更容易取得有效的创新性医学技术成果呢？我们应该就此根本问题组织深入的考察和研究，并据此确定医学技术发展的方向和重点。

### 三、客观认识资本在医学技术发展中的作用

当今，医药产业已经成为很多国家的支柱产业。比如，在美国等发达国家，医药产值占 GDP 的比例高达 15%。虽然中国目前医药产值仅占 GDP 的 4%，但是医药产业发展速度很快，近年来增长率达到 20% 左右。当医药成为产业时，它就不再仅限于公益事业了，资本将参与其中。资本可以成为医学技术发展的强大动力，医学技术的研发离不开资本的杠杆作用，其推广也离不开资本的原始驱动。现今，在医药产业占主导地位的西方发达国家，新技术均是在资本导向下产生和推广的。即使像中国这样的新兴市场国家，资本在医学技术发展中也如影随形，渗透至各个环节。这是不以人的意志为转移的客观规律。

资本是讲求成本效益的，于是就产生了经济效益与社会效益的矛盾。两者并非总是统一的，在不少情况下会发生冲突。以新药开发为例，统计显示，当前中国融资最多的两个领域是癌症免疫治疗和基因测序。自从美国 PD-1/PD-1L 以及 CAR-T 等免疫治疗问世之后，癌症免疫治疗就被激起了巨大的技术开发热情。中国目前有几十个医药企业（其中不少是上市企业）投入其中，大量资金涌入，登记的临床研究已超过 150 个，相关公司股价飙升。不可否认，癌症免疫治疗取得了重大突破，但我们还要看到，大量科学和技术方面的问题仍有待解决，其长期疗效如何，是否能用于实体癌，以及是否会出现更多严重的副作用？这些问题尚未确定，因此，投资风险是巨大的。按照现在的势头发展，该领域很可能形成严重泡沫，将来损失最大的还是广大股民。此外，这些治疗的价格都非常昂贵，美国上市的两款 CAR-T 治疗产品分别售价 47.5 万美元和 37.3 万美元，如果再加上检查、住院等费用，每位患者的花费将达 80 万—150 万美元。就算考虑到技术普及以及成本优势，未来中国相关产品的售价估计也还需几十万人民币，社会上哪些人能承受这样的费用呢？

对于人类全基因测序技术在医学上的应用，也应采取理性的态度。这项技术较之 20 年前已经有了非凡的进步，但准确度仍然不够。2017 年《美国医学会杂志》发表了一项研究，将来自 40 名前列腺癌晚期病人的样本分送两家著名的商业测序公司，检测已知前列腺癌的相关基因，结果显示出令人难以置信的巨大差异。更为重要的是，由于人体的复杂性，从基因序列到其修饰、转录、翻译以及相互作用，还有太多的知识空白，因此目前的测序技术还只能用于医学基础研究，远远无法应用于疾病的诊断和治疗。但在这种情况下，直接面向顾客的基因测序公司却如雨后春笋般建立起来，各种名目的收费测序层出不穷，商业欺骗等乱象丛生。两年前，我认识的一位企业家自豪地告诉我，他花费5万元在一个公司做了自己的全基因序列检测，获得了自己的"生命密码"，结论是告知他易患心脑血管疾病和骨质疏松症。我想，即便是外行，也应该明白，如此结论适用于像他那个年纪的所有人。

其实，追溯不远的历史，我们就能发现很多由资本逐利行为引起的不当技术发展，比如"万络事件"。作为一种有抗炎症效果的止痛药，万络上市后广受欢迎。后来人们发现，对于有的服用者，它会引起严重的心血管毒副作用。在已经有明确报道的情况下，由于商业利益的驱使，该药仍旧流通了很长时间。又如，女性绝经期激素替代治疗药物，曾经在西方国家被广泛应用。随后，越来越多的病例证明，它不仅可能引发乳腺癌，而且对心血管的副作用也较大，现在已不再主张使用。但回顾事件前后，起初是谁做出了有利结论，又是谁在引导舆论呢？后来有人揭发，有些文章的作者和临床指南的制定人与相关药企存在密切的经济联系。再比如骨质疏松，老年人骨质疏松原本是衰老的普遍表现，仪器检测的骨密度与骨折发生率的关系也不是十分确定，但先有药企开发出所谓的预防骨质疏松的药物，后有一些发表的学术论文将骨质疏松定义为一种疾病，加上商业广告的推动，那些药便成为价格不菲的常用药。但经过十几年的临床应用，已陆续有临床流行病学研究表明，那些药对预防老年人骨折并无显著作用，或只有与费用支出及社会效益极不相称的微小作用。

而相反，不少好的医学技术却因为资本收益较小而得不到发展。前不久，何大一教授告诉我，由于艾滋病药物和疫苗的主要市场在非洲，所以现在从研究到开发均得不到足够的资金支持，发展举步维艰。我国自主研发的重庆海扶超声聚焦仪治疗子宫肌瘤技术，疗效确凿，有利于维护生育能力，收费也低于手术治疗，但恰恰因为缺乏资本投入，市场推广缓慢。此外，仿制药已经过专利期的长期考验，证明有效而毒副作用小，也积累了较多临床使用经验，多数还没有更好的药物替代，这些药物应该重点制造，在我们这样的发展中国家应该成为资本投入的重点，但实际情况并非如此。

有些时候，我们有必要限制某些使用不当的技术。比如，最近英国有一项研究显示，仅仅减少五项最低效率的外科措施，如诊断阑尾炎时不做 CT、未经诊断的疝气不开刀等，每年可以给英国健康计划节约 1.35 亿英镑。国际内科学会和某些国家的医学团体每年也都倡议限制五项不适宜技术，但这些行动由于难以得到市场响应而举步维艰。

总之，资本是一柄双刃剑，医学技术创新离不开资本的参与，但资本如果不受约束，使用不当，又会误导医学技术发展的方向。医学技术的发展需要市场的推动，但不能被市场控制，因为一旦被市场控制，就必然会被利润控制。我们对医学技术的创新成果要开展有效性、安全性、经济性、社会适应性的综合评价，着重发展适用技术。

## 四、加强技术评估工作，提高制定临床指南的水平

中国的医学技术评估仍十分落后，仍需要做很多工作。评估时，要特别注意三点。

一是要注意相对效果和绝对效果。面对同样的数据，强调相对效果还是绝对效果，会得出完全不同的印象。比如，美国医学杂志上发表的一篇文章表明，平均年龄 68 岁、骨质疏松测定在 −2.5 以下的老人，服用福善美 4 年后，髋骨骨折发生率降低了 56%，似乎药物很有效。但如果看绝对效果，该年龄段的老人若不服用此药物，髋骨骨折的发生率是 0.5%，在此基础上降低 56%，绝对值只降低了 0.3%。如此推算，每 357 个人服用福善美 4 年，花费 30 多万美元，才能减少 1 例髋骨骨折。所以，我们评估时，既要看相对效果，也要看绝对效果，在衡量经济效益时，尤其要重视绝对效果。

二是要注意临床检查项目的灵敏度和特异性。最近，肝癌早期诊断的一项新方法获批，报道中赞扬这种方法的灵敏度和特异性都达到了80%。然而，实际情况却是：目前我国肝癌发病率是20/10万，准确率80%，即10万人中患病的20人测出了16人，只漏掉4人，确实不错。而80%的特异性则表明未患肝癌的99 980人中有近2万人可能被怀疑为肝癌，这是一件非常可怕的事情。当然，这项指标在临床具体应用时可以结合其他指标综合分析，不至于造成非常严重的误判，但特异性仅80%的诊断方法肯定是很不理想的。西方国家广泛推行前列腺癌特异性抗原（PSA）检查，但近年来的临床流行病学研究表明，由于PSA检查的特异性还不够高，相当程度上造成了前列腺癌的过度诊断和治疗，现在已经不主张用于非高危人群的筛检。

三是要加强卫生经济学评估，尤其是在确定政府医疗保险报销水平时，这方面的评估更不可或缺。然而，目前我们对卫生经济学重视不够，经费、人才和技术都无法跟进，令人担忧。西方发达国家一般都会制定卫生经济学的具体指标，例如质量调整生命年，根据每提高一个质量调整生命年需要的经费来确定相关内容是否进入医保。由于每个国家的经济社会水平和文化各不相同，标准也应有所差异，中国迫切需要根据当前的国情来制定相应的标准。

除技术评估外，提高我国制定临床指南的水平也非常重要。近年来，我国的临床指南工作有了非常大的进步，中华医学会

医学的温度

各专业分会等医学共同体在这方面做了大量工作，每年都召开会议研究并发布临床指南。但是我认为做的工作还不够，制定的临床指南仍存在不少问题：一是循证不足。制定指南首先必须掌握所有文献资料，目前参与制定指南的专家在这方面没有搜集足够的资料。二是对我国自己的经验总结不够，临床医师参与度比较低，过多依从国外的指南。三是缺乏卫生经济学评估和社会适应性的考虑。四是制定过程尚不够公开透明，避免利益冲突的制度还不完善。正因为存在上述问题，我国现有的临床指南依从性很低，难以发挥应有的临床指导作用，因此，我们迫切需要采取有针对性的有效措施来扭转局面。

总之，随着中国的发展和强大，人民健康被置于更加重要的位置，我们更应该依靠发展医学技术为人民健康服务。医学技术不仅要创新，还要根据中国国情把准方向，确定正确的战略和路线，利用有限的资源，为全民健康做出最大的贡献。

## 我对循证医学的看法 <sup>*</sup>

什么是循证医学呢？顾名思义，就是依靠证据做决策的临床医学实践。

除了巫医，古今中外的医生看病都是靠经验，除了自己的临床经验外，还有通过书籍等方式不断积累和传承的一代代前人的经验。经验是不是证据呢？我认为也应该算，要不医生怎么常能看好病呢？在张三李四身上管用，在王五身上很可能也会管用。但是这样的证据太局限，用现代科学的话来说，就是缺乏随机对照和统计学检验，纰漏太多太大。

近 500 多年来，在近代科学的推动下，解剖学、生理学、病理学、病原微生物学、药理学等医学科学飞速发展，人类对很多疾病的发生机理有了深入了解，加上影像、检验、药物等技术的不断创新，对疾病的诊断和治疗开始摆脱纯粹经验的依赖，进入实验医学的范式。从加拿大科学家班廷在狗实验中证

---

* 本文根据作者为唐金陵等主编《循证医学基础》（第二版，北京大学医学出版社，2015 年）所作序言修改。

明尿糖由胰岛细胞功能降低引起到后来糖尿病的诊断和胰岛素治疗，从德国微生物学家科赫发现细菌致病原理到后来一系列病原微生物的确定和感染性疾病的抗生素治疗，从伦琴发现 X 射线到后来各种影像技术的发展和应用，一个多世纪以来，很多疾病都通过实验寻找到疾病发生机理和相应的诊疗方法，使临床医学取得了根本性的进步。然而，动物实验中证实的发病机理和治疗效果，并不能替代病人临床效果的验证。众多新的诊断和治疗方法究竟是否有效，最终还得靠医生在日常的临床实践中验证。但对于如何系统、严谨地进行临床验证，我们长期缺乏科学有效的方法。

20 世纪中叶，随着数理统计学的蓬勃发展，以随机分组与设立对照为准则的临床实验方法和临床流行病学诞生，医学界找到了评估临床治疗效果比较可靠的途径。20 世纪末，随着计算机技术的普及，电子文献库和互联网出现，医学信息技术发展，使医学界能够把世界各地各个时期的临床研究报道系统综合起来。以世界考科蓝协作组织（World Cochrane Collaboration）的努力为代表，学术界在临床医学证据的收集、分析、总结和传播上做了大量的工作，医生可以依靠那些综合、定量和相对可靠的证据来指导临床实践，临床指南制定者也可以依此制定医护标准。在此基础上，"循证医学"应运而生，并迅猛发展。

循证医学的核心是依照证据进行临床诊疗。目前建立起来的方法已经能够比较可靠地证明某种临床诊疗方法对病人群体是否有效以及有效程度如何。可惜的是，很多正在普遍应用的临床诊疗方法还没有来得及进行严格的循证医学验证。《临床证据》一书显示，在几千种常用的临床干预措施中，约一半还没有经过随机对照实验证明它们确实有效。此外，目前的临床证据仍然存在相当大的局限性，主要原因是其结论都是概率性的，这就大大影响了其临床应用价值。例如，临床实验结果表明某种治疗方法的有效率为80%，副作用发生率为1%，这就算是很好的治疗方法了，但谁会是那20%无效的病人，谁会是那1%发生副作用的病人呢？这在医生为每个具体的病人做出临床决策时仍然是一个难以确定的问题。就某一种疾病而言，到了具体的病人身上，表现各不相同，千变万化，人们对同一治疗的反应也不同。因此，目前循证医学的研究结果虽然能为治疗的群体效果提供充足的证据，但是当医生面对具体的病人时，它还只能作为决策的参考。

由于上述局限性，人们对循证医学产生了更高的期望，提出了个体化医疗（personalized medicine）的要求。我个人认为这是个良好的愿望，医学的发展应尽可能对同一疾病做出越来越细的区分，并寻求相应的不同诊疗方法，以提高疗效。但是，我们却永远不可能证实只针对个体病人有效的诊疗方法，因为临床证据是归纳性的，而归纳只可能获得概率。

当前，大数据技术的发展，让人们对个体化医疗产生了更高的期待。大数据技术无疑将推动循证医学的发展，但值得思考的是：我们如何证实那些只在某一具体病人身上有效的治疗？基于大数据的统计关联是否可能取代因果关系？是否可能提供比随机对照实验更可靠的证据？一个需要几万甚至几十万人方能证明疗效的方法，它的临床意义会有多大？复杂网络系统中的某些遗传标志物，是否可能成为某些疾病的独立的决定性的诊断或治疗依据？科学的确会在不经意处给人以惊喜，在大数据对医学发展的意义上，我们应保持开放的态度，但也不可盲目乐观。

我还想强调的是，循证医学的任务不仅是提供疾病诊断和治疗的证据，还应该对其他影响临床决策的因素（如伦理、经济和社会因素）等做出分析，为正确决策提供帮助。举例来说，循证医学研究结果表明，高血压人群的冠心病或脑卒中的 5 年发生率为 10%，而服用抗高血压药物后能降低 30% 的发生率，其实际临床含义是什么呢？就是每 100 个高血压的人都服用抗高血压药物，在 5 年内只有 3 个人是受益的。如果每个医生都能正视这样的证据，每个病人都能知道这样的证据，他们大概会对目前高血压诊断和治疗的国际标准提出不同意见。如果结合经济和社会层面的考虑，经济发达国家和经济落后国家，医保发展水平不同的社会，富裕人群和贫穷人群，都可能会也应该对此做出不同的决策选择。好的循证医学不仅应该有利于临床诊断和治疗，还应该有助于根据社会资源以及人们的实际需求和价值取向做出合理的医学决策。

其实，循证医学的命题还不限于技术层面，甚至不限于经济和社会层面，而是关乎医学的根本宗旨和目的。现代医学的发展，使很多疾病得以诊断和治疗，人们的寿命延长了，身体也更健康，但人类是否感觉更加幸福了呢？人出生时没有痛觉，痛苦是生命成长的结果，疾病和死亡是生命不可或缺的组成部分。哲学家伊凡·伊里奇（Ivan Illich）说：健康是人类应对死亡、疼痛和疾病的能力，科技可以帮忙，但是发动一场消灭疼痛、疾病和死亡的"神圣"战争，医学似乎走得太过了。40年后的今天，医学更进步了，伊里奇的发问也更加发人深省。

# 对现代医学的几点反思 <sup>*</sup>

西方文艺复兴，人脱离神权获得自由。自由催生了现代科学，同时也极大地加速了资本主义经济的发展。前者主宰了人类对物质世界的认知，后者不仅统御了西方的政治、经济、社会和意识形态，而且扩散到全球几乎所有地方。科学和资本的崛起及联合，对现代医学的发展方向及实践模式有着深刻而久远的影响，是现代医学诸多现象背后最深层次的力量。

进入 20 世纪后，人类利用疫苗和抗生素，通过一系列公共卫生措施，基本上控制了传染病，而心血管病和癌症等慢性病成为对人类健康的最大威胁。现代医学插上科学的翅膀，染上资本的色彩，进入全新的昌盛时期。然而，医学距离完全了解人体还很遥远，对很多疾病还束手无策，医学技术发展带来的新问题也层出不穷。现代医学已迫切需要反思。[1—4]

---

* 本文发表于《医学与哲学》，2019，40（1）：1—6，唐金陵为共同作者。

## 一、疾病不再是病人的主观不适，而是仪器测量的结果

在现代医学之前漫长的时间里，一个人是否有病，主要取决于他的主观感受，病人拥有自己是否有病的首要发言权。因此，病人疾病的痛苦是医学介入的理由，是医学活动围绕的中心。科学产生了仪器，而仪器正在改变这个古老的医学实践景观和这个景观背后的伦理关系。在现代医学里，疾病多是根据仪器检查和化验数据而定义的身体结构或功能上的异常。仪器成了现代医学里病人"病痛"的主要判官，"疾病"可以脱离"病人"的主观感觉而独立存在。

例如，高血压是生理意义上的异常。一般情况下，一个人并不能感受到自己血压的高低，血压需要通过血压计才能测量；而只要血压高于一定的界值就被判定为高血压，不管"病人"是否存在主观的不适。再如，肺癌是身体结构意义上的异常，医生可以通过 CT 等影像设备观察到肿块，在显微镜下找到癌变细胞，病人却可能毫无感觉。甚至在很多情况下，即使不予治疗，病人余生可能都不会受到微小癌症的困扰。

无痛可以有病，有痛未必有病，仪器说了算，病人则常常失去了自己是否有病的发言权，进而也失去了自己是否需要治疗的话语权。值得注意的是，疾病的客观化，使不少医疗行为的决定权慢慢转到了病人和医生以外的第三方，这个第三方包括医疗保险制度的制定者、医学指南的制定者、参与有关研究的

科学家，以及医疗器械和检测试剂企业的从业人员，等等。由此产生了一个重要的问题：一个人有没有病、该不该治疗自己说了不算，那究竟应该由谁来决定？实际上又是谁决定的？而谁应为这些决定的后果负责？

重要的是，仪器测出的可能是没有症状的异常，是未来病痛、伤残或死亡发生的风险。从这个意义上讲，这些所谓"疾病"只是传统意义上的危险因素，而不是眼前的病痛，我们权且把它们也称作疾病。例如，大多数高血压的人没有任何症状，升高的血压只是未来几年或几十年发生心脑血管病的危险因素。大多数早期癌症也是这样，代表的只是未来病痛或死亡的风险。医学是伴随着人类病痛的最初表达和减轻这份痛苦的最初愿望而诞生的。如果病人疾病的痛苦是医学介入的理由，那么病人眼前没有任何实在的病痛，医学是否应该介入？

## 二、疾病不是非黑即白的事实，而是可以人为改变的规定

把未来疾病或死亡的风险（即危险因素）当作疾病，为定义疾病带来了一个新的问题：诊断标准如何确定。还以高血压为例，几十年的研究发现，高血压的确可以增加未来心脑血管病的风险，且二者呈直线关系，血压越高风险就越大。可是这里找不到一个拐点血压值，即高于它冠心病可能发生，低于它冠心病不会发生，这就给制定高血压的标准带来了很大的麻

烦。血压高于多少才算高血压呢？舒张压 100mmHg、95mmHg 还是 90mmHg，乃至 80mmHg？

　　研究显示，在一定范围里，血压越低风险越小。那么，是不是把高血压的标准定得越低越好呢？显然不行，因为还有治疗效果、经济成本、医疗保险承受能力以及血压与其他生理、病理状态的关系等因素需要考虑在内，可见高血压存在灰色地带，不是一个黑白分明的事实，也不是一个纯粹生物学意义上的状态，而是一个可以人为改变的规定。事实上，我们也一直在调整高血压的诊断切点。

　　21 世纪以来，我们一直把 140/90mmHg 作为诊断高血压的标准。流行病学研究表明，对高于 140/90mmHg 的中国人给予抗高血压药物治疗，10 年内 100 人中只有 2 人会因治疗而避免心脑血管病的发生，有 4 人即使吃药也照样得病，另外 94 人即使不吃药也不会得病。[5] 从总体效益上讲，这样的疗效是否每个人都会接受？只有极少数人可以从治疗中受益，对绝大多数陪着吃药不仅没有好处还会产生副作用的人是否公正？而且，抗高血压药物在不同人群中的预防效果不同，如心脑血管病危险因素越多预防效果越好。那么，采用 140/90mmHg 这样一个统一的标准是否合理？回答这些问题，不仅要考量不治疗的风险和治疗的收益，还不能不顾及伦理因素、经济条件和社会影响。

　　例如，2000 年前后，中国对高血压、高血脂和高血糖诊断切点做了下调，按照 2000 年人口数据估计，2002 年和 2009 年中国这三种病的总人数因为诊断标准改变而分别增加约 124% 和 95%，2002—2009 年新增的三高总人次就高达约 3.59 亿 [6]，如果他们都使用药物治疗，新增费用将占 2010 年中国政府卫生总投入（4800 亿人民币）的 56%。2017 年，美国又把高血压诊断切点降到了 130/80mmHg。如按此标准，中国将陡然新增 1 亿高血压患者。中国最新的高血压指南没有跟随美国，而是维持原来的切点不变，这是明智的决定。

和高血压一样，癌症、冠心病、中风、腹主动脉瘤、肺栓塞等，也都不是黑白分明的事实。我们仅以癌症为例说明问题。癌症由基因突变开始，然后形成癌细胞，随后可能不断增大并扩展到周围组织，乃至转移到其他器官。一般来讲，癌肿越大，或者细胞分化越低，死亡的机会就越大。但是，无论用什么单个或综合指标来衡量癌症的严重性，该指标与死亡的关系都和血压与心脑血管病的关系一样，不存在一个拐点——拐点之上可能致死，拐点之下一定不会。那么，多么严重的癌症才算癌症，也没有客观的标准。但是，我们从来不会讨论癌症的诊断切点，而是仪器说了算，我们的仪器越来越好，能检查出来的癌症越来越小，结果是癌症病人越来越多。

的确，研究发现，如果检查得足够仔细，微小的癌症会十分普遍。[7] 在死于意外或非癌症致死的人群中做病理检查，显微镜下可见，36%—100% 的人患有甲状腺癌，7%—39% 的女性患有乳腺癌，30%—70% 的男性患有前列腺癌。[8] 而且，这个比例一般与年龄成正比。以前列腺癌为例，美国一项研究 [7] 显示：20—29 岁的男性携带前列腺癌病灶的比例为 8%，30—39 岁 为 31%，40—49 岁 为 37%，50—59 岁 为 44%，60—69 岁为 65%，70—79 岁为 83%。影像研究也显示，在没有诊断为癌症的一般人群中，可疑肺癌肿块在吸烟者中高达 50%，在不吸烟者中为 15%；可疑肾癌肿块为 23%；可疑肝癌肿块为 15%；可疑甲状腺癌结节为 67%。如果把它们都查出来，那将是一个巨大的数字。

但是，越来越多的事实表明，在这些微小的所谓癌症中，有相当比例属于惰性癌，它们可能长期稳定不变，甚至在病人余生都不会引发症状和病痛，更不会致死。因此，发现它们就是过度诊断，治疗它们就是过度治疗。可惜，惰性与非惰性也不是非白即黑的。到目前为止，临床上还没有办法把二者区分开来，或者精准地估计癌症的惰性程度，所以医生一旦发现癌症，都会给予抗癌治疗，如手术、化疗、放疗，乃至靶向、免疫治疗等，但其中治疗的很多是惰性癌。这些微小的早期癌症只能通过筛检活动发现，但是对这些惰性癌进行治疗是不必要的，花了很多钱，不但没有好处，还有很多副作用，而且患者们的"存活"也被纳入治疗成功的统计中，又使人们高估了癌症筛检的好处。

例如，韩国自 1993 年开始在健康人群中普遍开展甲状腺超声检查，结果甲状腺癌病人的数量持续急剧增加，到 2011 年时，总共增长了 15 倍，但是这 18 年间韩国甲状腺癌的死亡率却基本维持稳定。[9—10] 据估计，2010 年一年内韩国共查出约 4 万例甲状腺癌，其中约 400 人会死于甲状腺癌，另外再假设约 400 人会因癌症转移而受累。据此推算，98% 的病人终生不会受到甲状腺癌的任何折磨。然而，三分之二的病人做了甲状腺全切手术，三分之一做了甲状腺部分切除，很多还接受了放疗和化疗。其中，11% 发生了甲状腺功能低下，2% 发生了声带麻痹，很多人终生需要替代治疗。[9]

由此可见，改变一个常见疾病的诊断切点，包括仪器进步带来的切点下移，不仅会影响医疗的效果，而且会极大地影响治疗的总人数以及相应的费用，须引起充分重视。切点的选择不仅仅须考虑不治疗的风险和治疗的收益的比例，还应考量对医疗保险的冲击、医疗卫生体系或民众的可承受力，以及民众的需要和价值取向。未来疾病或死亡风险多大时应采取措施？干预效果多大是可以接受的？一个国家或一个地区可投入多少卫生资源，可负担治疗多少病人？这些问题已不再是纯粹的生物学问题，不再是医学内部的问题，而是有关资源及其分配的问题，是有关个人和社会如何选择的问题，因此是与社会、政治、经济、价值、伦理、信仰等相关的问题。这些生物学以外因素的介入，不但给疾病的定义带来了更大的困难，而且给医疗服务领域埋下了矛盾和冲突的种子。

## 三、科学并非完全客观中立,医疗服务不能作为商品交易

人们往往认为科学是客观、中立的,因此是公平、公正和无私的,从而赋予了科学巨大的权力,把有关我们健康的一切放心地交给了科学。然而,对科学的这种判断存在巨大的漏洞和隐患。[11—12] 一方面,科学研究的选题、实验、分析和结论无不受到科学家的社会背景和价值观的影响,因此科学知识在根源上就不是绝对客观的。另一方面,科学知识的利用完全是主观意志的行使。400 年前,哲学家、思想家弗朗西斯·培根在现代科学崛起伊始就指出:知识就是力量,知识就是权力,人类知识和权力是合二为一的。《科学革命》的作者史蒂文·谢平(Steven Shapin)甚至认为,现代科学一开始就是政治和利益的仆人。[11]

《美国医学的社会转型》的作者保罗·斯塔尔(Paul Starr)更直截了当地指出,如何利用科学的成果,取决于这个世上无数男男女女狭隘的目的。[13] 科学的确成功地帮助我们消除了无数饥饿和疾病的负担,但是它也重新划分了权力世界的格局。在这个新的格局里,一部分人以知识和权威的名义,并通过控制由此产生的庞大的组织和机构,站到了另一部分人身上。现代医学正是理性的杰作之一,它已成为一个具有专业知识、技术程序和规范行为的精致系统,但这绝不意味着医学是纯粹理性的、客观的和中立的。

疾病的灰色地带、科学与权力的关系、第三方意志的介入，为现代医学背离病人利益优先的原则留下了可操作的空间。[14]越来越多的证据显示，在医疗卫生服务活动中，病人的利益正在受到其他各方利益的侵蚀，医学面临危机。而医学的危机，首先是医学知识的蜕变。作为医学实践基石的医学知识，过去几十年里已悄然向以商业目的为本质的广告信息转变。在美国，医学知识的腐败已远远超出美国食品药品监督管理局控制的能力。

医学知识的蜕变，部分源于医学杂志与企业的关系，药企的广告和论文翻印是杂志收入的重要来源。[15—16] 2012 年，《柳叶刀》杂志每篇临床实验文章给药厂带来的平均收入为 278 353 英镑，最高为 1 551 794 英镑，分别折合人民币约为 250 万和 1350 万元。而专业杂志则更为过分。例如，2009 年美国国会曾经对《脊柱病变和技术杂志》(*Journal of Spinal Disorders & Techniques*) 主编托马斯·兹德布利克 (Thomas Zdeblick) 医生进行调查，发现他一个人仅从美国美敦力公司 (Medtronic) 就收受了专利使用费总计 2000 万美元，顾问费 200 万美元，而该杂志每期都会刊登有关美敦力公司产品的文章。《英国医学杂志》前主编理查德·史密斯 (Richard Smith) 曾说："医学杂志已成为药企强大市场机器的延伸。"《柳叶刀》杂志现任主编理查德·霍顿 (Richard Horton) 也深有同感："医学杂志已沦落为药企漂白'信息'的运作场。"[16]《用药过度的美国》(*Overdosed America：The Broken Promise of American Medicine*) 的作者更是直接指出，医学杂志刊登的知识已经变质："大量医生看病决策依赖的'科学证据'正在被商业利益所扭曲或更糟。世界上最受尊重的医学杂志发表的大量文章倒不如说更像知识性商业广告 (infomercials)，其目的是为了推广赞助商的产品，而不是报道提高人民健康的方法。这些所谓科学证据，本质上是为了贩卖更多药物而专门制造的'知识'。"[17]

临床指南更是药企通过科学家和医生进行渗透和干扰的重地，很多指南的建议充满了利益冲突。[18—19] 例如，有研究指出，在各种指南制定委员会成员中，6%—80% 接受过药企咨询费，4%—78% 接受过药企的研究资助，2%—17% 持有药企股份，56%—87% 则与药企有其他形式的相关利益，这还不包括指南制定完成后其制定者可能获得的利益，如出任药企高管。[19] 最近，国际上在高血压、糖尿病、高血脂等常见疾病的诊断标准上的争议，一定程度上反映的是多方利益的博弈。指南的建议已不再是医患可以充分信赖的准则。

甚至在什么是疾病、什么是疗效以及是否应该治疗这些医学的根本问题上，药企也在发挥"积极的作用"。《制造疾病，推销药物》[20] 和《兜售疾病：药厂是如何把我们都变成病人的》[21] 两本书的名字本身就说明了这个问题。《关于药厂的真相：他们如何欺骗我们，我们应如何应对》一书的作者、《新英格兰医学杂志》前总编马西娅·安杰尔 (Marcia Angell) 更是直言不讳：“世界最大的药厂正在用市场手段疯狂地扑向健康人群。生活的起落已经变成精神疾病，常见的不适变成了令人恐慌的疾患，越来越多的正常人变成了病人。”然而，药企却并没有多少新的发明，“他们不断地将老药重新包装，并称之为主打产品，做着换汤不换药的生意，然后用巨大的市场机器无情地推销这些药物，价格则被推高到任何可以逃脱责罚的高度”。[22]

如前所述，现代医学进步是仪器测量引领的，因此在医疗行业这个巨大的利益博弈场里，除病人、医生和药企外，还有医疗器械、生物医学试剂、医疗保险、私立医疗服务等领域的机构。美国人伊丽莎白·霍尔姆斯（Elizabeth Holmes）编制的Theranos验血公司的百亿美元骗局就是一个实例。[23] 因此，我们不难看出，通过采用客观、敏感、可靠的仪器发现的人体内部微小而无关紧要的异常现象，以及大型随机对照实验所提供的无私、可靠的微小疗效的证据，都已成为一批人影响政治和医学并赚取金钱的有效方法。

诚然，医学杂志、临床指南和医学证据存在问题，但绝非普遍现象，它们仍然是现今医学知识最可靠的来源。现代医学受到了严重的利益浸染也并不奇怪，因为科学从根源上与文化、政治和利益就有密切的关系，现今医学知识的蜕变恰好是这个命题的又一次证明。如果营利是企业的社会责任，那么医学杂志、医疗机构、医疗企业的行为并没有大错，更多的是医疗体系、制度甚至更大的社会环境使然，我们更不能因此而否定企业在医学发展中做出的巨大贡献。如何纠正医学今天的偏差，让医学回到治病救人的初衷，已不是医学自己能够解决的问题，它需要文化、政治和权力的反向制约。如何保证医学知识和临床指南的中立性，已是医学界亟待解决的问题。

当前，如何以病人为先公正公平地组织和提供基本医疗服务，变得越来越紧要。英国皇家初级保健（Primary Care）学会前会长艾奥娜·希思（Iona Heath）有句名言：美好愿望与经济利益联合，弄不好就是毒药。对于如何组织和提供医疗卫生服务，这句话再中肯不过了。

医疗服务是复杂的，它不是简单的消费性商品，"买卖"双方很难实现公平的"交易"，因此不应简单地遵循市场机制。医疗服务的结果存在很大的不确定性，医疗信息在"买卖"双方存在严重的不对称性。如果把医疗服务交给市场，可能产生很多不良后果，如过度诊断和过度治疗，服务和需求的不匹配，以及对服务质量的妥协等。而且，随着医疗服务市场化的深入，这些不良后果会变得加倍严重。[24—25] 因此，医疗服务不宜归入产业来发展，健康产品的效益不能仅以 GDP 和财税来衡量，而更需要考量对人民福祉、社会效益、劳动力素质等方面的贡献。

公平公正、减少剥夺，应该是医疗服务体系和政策的核心价值观，而且这个原则是一个道德选择，而不是效率的证明。即使效率上并不优越，我们还是应该努力为所有人提供公平的基本医疗服务，因为拥有健康是每个人的权利。在此理念上，

1948 年英国建立了国家健康服务体系，利用税收和国家保险的筹资方法，为全民建立完全免费的公立的基本医疗卫生服务。从关注和保障民众健康的意义上讲，英国国家健康服务体系是人类历史上大规模、全面、公平、有效的现代国家卫生福利政策的体现，为很多国家树立了典范。还值得一提的是，英国这些医疗卫生服务改革和构建背后最重要的推手多不是医生，而是律师、社会学家和经济学家，他们考量的更多的是社会、政治、人权、公正等因素，而不完全是医学本身的因素。

相反，美国的医疗服务体系则是一个历史遗留的、缺乏顶层设计的、公私合营的杂合物。事实证明，营利性的医疗机构为了利润不可能也不愿意提供适宜的医疗服务，市场机制会滋生出不择手段的医疗生意，加重社会不公平和资源浪费。[25] 例如，目前盲目地、一窝蜂地投入免疫治疗抗癌药、基因测试等产业，就隐藏着可怕的隐患。遗憾的是，这样的体系似乎还在成为其他很多热衷改革的国家效仿的模式。

比较中国目前和 20 世纪五六十年代的医疗服务，似乎说明了同样的道理。所以，社会学家、经济学家和医学家不断地严正呼吁：健康和生命太重要了，不能把它们作为商品来交易。像血液一样，医疗卫生服务太珍贵了，太容易腐败了，不能把它交给市场，也不能把它完全交给医者。[25—27]

## 四、敬畏自然天人合一，树立豁达的疾病观和生死观

人类是大自然造就的物种之一。在生物学意义上，人和动物并没有本质的区别，生而有"缺陷"，会生病、衰老和死亡。医学希望人们免除病痛，但人的所有器官都会发生病变或受到外来的伤害。医学也希望人们长寿，但大自然并没有给人类留下长命基因，它一开始就为所有生命埋下了死亡的种子。生物进化理论认为，物种的生存能力取决于其适应环境的基因变异能力和对变异的遗传能力。而产生变异和对变异的遗传有赖于繁殖，因此繁殖力越强的物种，产生变异并将变异遗传下去的机会就越大，适应环境变化的能力就越强。耐药菌株的产生就是这个道理。繁殖能力与年龄密切相关，越年轻繁殖能力就越强，而老年人则不再具有繁殖的能力，也就失去了把老年基因遗传下去的能力，因此长寿似乎不是"天意"。

生命需要新陈代谢，机体细胞需要不断地繁殖和更新，从这个意义上讲，死亡也是必然。繁殖需要通过基因复制，但是基因复制时会发生突变，突变有时是癌性的。基因突变是基因复制时亿万次工作中可能出现一次的偶然小错，癌性突变是这些小错中罕见的大错，但时间长了就成了必然。人类尚不知如何阻止基因复制中的错误，更不知阻止这个错误可能产生的后果。因此，对于个体来说，那个致命的癌变基因是必定要来的，何时来临只是时间问题，因此个体生命不会永驻，死亡就是生

命存在的必然。

动物也有生命，但是它们对疾病、衰老和死亡却没有认知能力。蚂蚁可能是最好的例子，雄蚁与雌蚁交配成功后即完成生命意义而死去；交配后的雌蚁排卵、筑巢并成功养护出幼蚁后成为蚁后，此后就专司生育；新长成的雌蚁受到蚁后产生的某种化学物质的影响，不能排卵，成为工蚁，其生命的意义就在于为蚁后服务，保证蚁后的生育；新长成的雄蚁只是等待再次交配。繁殖后代，复制自己的DNA，这就是大自然赋予蚂蚁生命的全部意义，个体蚂蚁的死亡是它们种群永生的一个必然环节，而蚂蚁对这一切都一无所知，也一无所措。

人不同于动物，人有认知能力。无数先哲圣贤，多少次凝望死亡、叩问生命：在繁衍之外，人的价值究竟在哪里？人类有了认知能力以后，就有了改造自然的能力，有了梦想和使命，创造了诗歌和艺术，创造了文化和科学，有了伦理道德和爱恨情仇，但同时也有了对疾病和死亡的恐惧。似乎人自己创造的这一切构成了人类生命不同于动物生命的全部意义。到目前为止，尚没有任何迹象表明，人可以超越死亡这个自然规律。既然知道生命有限，就应该珍惜这来之不易的一生，像孔子一样，"知其不可而为之"，豁达地面对生死，活出尊严，活出意义。

既然知道人终有一死，就应该敬畏这个自然规律，道法自然，天人合一，而不是在生死问题上不惜一切地与大自然进行无效的对抗。尤其是在生命的最后，当人在仪器和管线的维持下痛苦、恐惧、绝望挣扎时，冰冷、苍白的科技使人类为生命而建立起的信念和尊严荡然无存。我们须叩问这个"救治"的意义：在提高有限的健康水平之外，在延长一定的生存时间之外，生命是否还有更宝贵的东西？

人，生命短暂，应知其不可而为之；人，终有一死，应敬畏自然天人合一。如果这是大自然对生命的启迪，也必然是对医学的启迪。

## 五、结语：回归以病人为中心的价值医疗

科学催生了工具和仪器的繁荣，仪器测量则改变了有史以来疾病的概念，使疾病从病人主观感受的不适转变成由他人客观决定的可脱离病人感觉而存在的异常状态。这个转变使病人从主动变成了被动，而病人在自己是否有病和是否需要治疗的问题上却变成了第三者。

然而，疾病并不是黑白分明的客观事实，而是可以人为改变的规定，存在大量似是而非的灰色地带。而且，科技（包括医学科技）也不是看起来的那样客观、中立和公正，它们是当今世界用来控制和剥夺他人的最有效的工具。疾病的灰色地带、概率性的疗效、科学与利益的关系，以及医疗的市场化趋势，给人们用医学来控制和剥夺他人留下了巨大的空间。在心脑血管病预防以及癌症治疗的问题上，大多数人陪着少数人花

　　　　　　　　　　　　　医学的温度

钱吃药不讨好的现象，就是一个用"公正"的科技和深奥的理论包装起来的混乱的医疗迷局，扭曲了"首先无害"这个古老的医学训诫。

现代医学越发混乱的局面再一次强调了由谁和如何组织医疗卫生服务的重要性。医疗问题不是简单的生物医学问题，医疗服务不是商品，不适合用市场的方式来经营，也不能完全交给医者。由国家统一组织筹资和提供免费的基本医疗服务，也许是可以最大程度实现病人优先、公平有效的服务模式。而且，无论医疗服务模式如何，医疗决策都应在病人知情的前提下进行，病人都应是决策的最后拍板人。虽然这样做有很多困难，也有潜在的问题，但是只有把权力交回给病人，才能突破目前医学的许多困局。病人需要知情的一个重要部分，是某项医疗措施的价值。所谓价值医疗，就是病人认可的有价值的医疗，这个价值不在于理论的深奥、设备的高级、治疗程序的复杂，也不在于科学家和研究所的声誉、仪器测量的数据，而在于临床研究显示的、治疗可以改变的、病人可以感觉到的并认为重要的临床结局以及这个改变的程度。

疾病、衰老和死亡仍是人类自然的"健康"组成部分，在这个意义上，医学干预就是与大自然对抗和博弈。医学取得了不少胜利，但这些小胜还不足以说明人类可以战胜自然、消灭疾病、长生不老。我们应敬畏自然，不能给大众一个可以免除疾病、长生不老的错觉。我们也应该树立豁达的生死观，不能为一点额外的健康而牺牲太多生命中其他有意义的东西。更何况，人类健康的决定因素远远不只医疗措施，我们不能只盯着医院和药物，也不能只治不防、本末倒置。[28—29] 在目前形势下，认真思考医学技术发展的方向是十分必要的。慢一点，少一点，也许是明智的选择。

最后，与其说本文是一篇严谨的论述，不如说是我的读书笔记和点滴随想。虽然我们的语言时有武断和过激，但科学就是有组织的怀疑，我们希望通过批评和反思少犯错误、不断进步。我们的目的在于提出问题，而不是解决问题，因此我们的疑问远远多于建议，旨在抛砖引玉，激发更多对现代医学的思考，让医学回归它应有的使命。

## 参考文献

[1] Poter R. *The Cambridge Illustrated History of Medicine*. Cambridge: Cambridge University Press, 2006.

[2] Illich I. *Limits to Medicine: Medical Nemesis: The Expropriation of Health*. New York: Marion Boyars, 1975.

[3] Knowles J. H. *Doing Better and Feeling Worse: Health in the United States*. New York: Norton, 1977.

[4] Kennedy I. *The Unmasking of Medicine: A Searching Look at Health Care Today*. London: Granada, 1981.

[5] 唐金陵、Glasziou P.,《循证医学基础》(第二版)，北京大学医学出版社，2016。

[6] 扈学俸、韩笑然、杨祖耀等,《诊断切点的改变对中国高血压、高血脂、高血糖患病率的影响》,《中华预防医学杂志》，2017，51(5)：

369-377。

[7] Welch H. G., Schwartz L., Woloshin S. *Overdiagnosed: Making People Sick in the Pursuit of Health*. Boston: Beacon Press, 2011.

[8] Welch H. G., Black W. C. Overdiagnosis in cancer. *J. Natl. Cancer Inst.*, 2010, 102(9): 605-609.

[9] Ahn H. S., Kim H. J., Welch H. G. Korea's Thyroid-cancer "epidemic"：screening and overdiagnosis. *N. Engl. J. Med.*, 2014, 371(19): 1765-1767.

[10] Park S., Oh C. M., Cho H., et al. Association between screening and the thyroid cancer "epidemic" in South Korea: evidence from a nationwide study. *BMJ*, 2016, 355: i5745.

[11] Shapin S. *The Scientific Revolution*. Chicago: The University of Chicago Press, 1996.

[12] Greenberg D. S. *Science, Money, and Politics: Political Triumph and Ethical Erosion*. Chicago: The University of Chicago Press, 2003.

[13] Starr P. *The Social Transformation of American Medicine: The Rise of a Sovereign Profession and the Making of a Vast Industry*. 2nd ed. New York: Basic Book, 2017.

[14] Conrad P. *The Medicalization of Society: On the Transformation of Human Conditions into Treatable Disorders*. Baltimore: The Johns Hopkins University Press, 2007.

[15] Smith R. *The Trouble with Medical Journals*. Boca Raton: CRC Press, 2011.

[16] Cotzsche P. *Deadly Medicine and Organized Crime: How Big Pharma Has Corrupted Healthcare*. Boca Raton: CRC Press, 2013.

[17] Abramson J. *Overdosed America: The Broken Promise of American Medicine*. 3rd ed. New York: Harper Perennial, 2008.

[18] Shekelle P. G. Clinical practice guidelines: What's Next? *JAMA*, 2018, 320(8): 757-758.

[19] Norris S. L., Holmer H. K., Ogden L. A., et al. Conflict of interest in clinical practice guideline development: a systematic review. *PLoS One*, 2011, 6(10): e25153.

[20] Blech J. *Inventing Disease and Pushing Pills: Pharmaceutical Companies and the Medicalisation of Normal Life*. London: Routledge, 2003: 1.

[21] Moynihan R., Cassels A. *Selling Sickness: How Drug Companies Are Turning Us All into Patients*. Crows Nest: Allen & Unwin, 2005.

[22] Angell M. *The Truth About Drug Companies: How They Deceive Us and What to Do about It*. New York: Random House, 2004.

[23] Abelson R. Theranos Founder Elizabeth Holmes indicted on fraud charges[EB/OL].(2018-06-15)[2018-12-28].https://www.nytimes.com/2018/06/15/health/theranos-elizabeth-holmes-fraud.html.

[24] Woolhandler S., Himmelstein D. U. When money is the mission: the high costs of investor-owned care. *New Engl. J. Med.*, 1999, 341(6): 444-446.

[25] Himmelstein D. U., Woolhandler S. Privatization in a publicly funded health care system: the U. S. experience. *Int. J. Health Serv.*, 2008, 38(3): 407-419.

[26] Modi N., Clarke J., Mckee M. Health systems should be publicly funded and publicly provided. *BMJ*, 2018, 362: k3580.

[27] Titmuss R. M. *The Gift Relationship: From Human Blood to Social Policy*. New York: Pantheon Books, 1997.

[28] Dahlgren G., Whitehead M. Policies and Strategies to Promote Social Equity in Health. Stockholm, Sweden: Institute for Futures Studies, 1991.

[29] Mckeown T. *The Role of Medicine*. Oxford: Basil Blackwell, 1979.

# 现代医学与中医应该和而不同 <sup>*</sup>

近一个世纪以来，现代医学在中国得到飞速发展，已经成为主流。而对如何看待和发展中医，人们却一直争论不断。我认为，正确认识和对待中医不仅关系到我国医学的发展和人民的健康，而且关系到我国优秀传统文化的弘扬。中医历经几千年而不衰，是人类文明中的一颗明珠，如果在近几代人后消亡的话，我们是要负历史责任的。

中医和现代医学分属两个完全不同的文化和哲学体系。中医确实在不少方面不符合现代科学的特点，但真正意义上的现代科学只有500多年的历史，并不代表人类的所有智慧，况且它还在不断纠错和发展中，不符合现代科学并不说明就是错误的。从文化上说，中西医更是没有优劣之分。现代医学和中医学应该和而不同，相互促进，共同发展。

———————————

\* 本文发表于《民主与科学》，2016，1：21—22。

中医要有自信，不能自我矮化。新中国成立以来，政府一直大力支持中医发展，每个县都设立了专门的中医院，中医为广大群众解除了病痛，在保障人民健康中发挥着重要的作用。可以说，当今世界没有一个国家能把自己的民族传统医学保留得像中国这么完好。中医今天不够景气，主要责任不在于现代医学的发展，也不在于有些人的反对，而在于中医学界没有坚守好自己的宝贵财富和优良传统。如果中医师自己都不那么相信中医药，如果现在的中医师看病效果都不如前辈，如果中医院看病主要靠现代医学，如果连继承都成问题，那还谈什么发展呢？没有谁能打败中医，能打败中医的只有自己。

中医不能排斥现代科学。当今世界，任何事物都要接受现代化的洗礼。中医不能故步自封，而要采用现代科学方法，证实确切疗效，揭示作用原理，去其糟粕，取其精华。只有这样，才能取得真正的发展。

另一方面，我认为现代医学界需要谦虚一些，要看到现代科学和医学的局限性，当前水平下对人体的了解以及能真正解除的病痛只是九牛一毛而已。人们可以不相信中医，但如果要否定和反对中医，最好先去弄懂中医。这才是科学理性的态度。

对于当前中医怎么发展，发展的瓶颈在哪里，怎么摆脱旧的不合理的体制机制束缚，已经有了不少好的意见和做法。我补充几个具体建议，旨在有所创新和取得突破。

第一，鼓励发展民营中医诊所。政府要在资质认定、市场准入、行政审批、运营收费、饮片炮制定价等制度上给予松绑，在资金、场所等条件方面给予支持，对体制内中医师出来开办诊所给予鼓励。更多个体中医诊所开起来了，不仅方便百姓看病，还有利于刺激消费，有利于中医院校毕业生就业。

第二，建设一批示范中医院。在示范中医院，坚守"中医归中"，只看中医，不看西医。这样的医院当然不可能收治所有类型的病人，但如能保持中医特色，应该也会受到真正相信中医的患者的欢迎和拥护。如果对若干种疾病确实有特别好的疗效，相信也能吸引越来越多的病人，医院就能办得很红火。在这样的医院，不用大型现代医疗设备检查，降低药费，与此同时大幅增加服务收费，不仅可以减轻患者经济负担，医院也能得到足够的运营收入。更重要的是，如果这样的医院搞好了，能够充分彰显中医的疗效，提高中医的社会认同，促进中医的传承与发展。这样的示范中医院开始可以只办几所，取得经验后，再逐步扩展。

第三，加强对中药质量的第三方监督。当前中药的质量令人担忧，已经成为中医发展的瓶颈之一。要解决这个问题，不能一蹴而就，需要全面研究，但可以从加强监督做起。不管是天然植物药材还是中成药，其质量都应由第三方来检测。加强第三方监督，是改革的方向，也完全可以做到。

第四，集中力量完成若干中医药研究项目。例如，确定几种典型中医药治疗方法的临床疗效、建立中药材与复方中成药的质量控制方法、揭示经络的生物学本质，等等。举全国之力，组织交叉学科研究，重点突破。此外，还有很多古代和近代中医药典籍失散在民间和国外，应该组织力量完成典籍收集和整理工作。

# 加强医学史学习和研究 *

　　我虽然从事医学工作几十年，但真正关注医学史，却是晚近之事。2003年"非典"肆虐期间，我开始研究传染病的历史，之后对医学史兴趣日浓。通过学习和研究医学史，我对医学的发展规律有了更深的认识，也更感受到医学与人文的紧密联系，对医学的本质也有了更深刻的思考。

　　古往今来，各类史作可谓汗牛充栋，然而，传世的医学史却寥若晨星。这大概是由于医学史难写——它不仅仅是医学科学和技术的历史，更是对生命、死亡以及与之相关的人生问题的认识史；它不但是经验的、逻辑的，同时也是哲学的、审美的、人文的。医学史的回溯，就是对医学价值的精神回归。

　　回看历史，医学之目的原本是解救疾病苦难之中的人，包括生理上的治愈和精神上的慰藉。但是，当今天的人类已将视

*　本文根据作者为王吉民、伍连德著《中国医史》（上海辞书出版社，2009年）所作序言改写。

角深入细胞、分子乃至更微观的层面征服越来越多的疾病时，医学却与它最初的目的渐行渐远。技术的飞跃让医学拥有了更高的地位，人的存在却被不断地忽略和解构。汤因比在《人类与大地母亲》中的诘责可谓振聋发聩："人类精神方面的不健全已给社会进步造成障碍，因此也给技术进步带来障碍。……人类将会杀害大地母亲，抑或将使她得到拯救？如果滥用日益增长的技术力量，人类将置大地母亲于死地。"当冷漠取代温情，当交流变得奢侈，当诊疗成为流水线上机械的重复时，医学就会蜕化成被药物和仪器所役使的工具，医患关系也会随之由亲密转为紧张。如何让迷失在技术丛林中的现代医学回归人文，如何让人性关怀成为医生与患者之间的桥梁，这需要我们每一个从医者去思索、去探究，而学习和研究医学史则是必须做的功课，我们可以从中发现医学的真谛，找回尘封的对病人的爱，唤醒最初选择医生这个职业时的崇高心灵。

对于中国医学界来说，关注医学史不能仅仅关心现代医学史，还应该回到祖国传统医学的源头去寻找我们的根。中华民族得以数千年繁衍昌盛，以中医为主流的传统医药功不可没。然而，有着辉煌成就的中国医药学因封建帝国与世界政治、文化的隔绝而鲜为世界医学界所了解，也因此失去了与现代医学相互促进和融合的机会。今天，中国开始强盛起来，我们有责任更加深入了解祖国的传统医学并向世界介绍，还要在现代化进程中寻求中医发展的方向和途径，创立新医学。

回顾现代医学传入中国以来一个多世纪的历史，关于中西医的争论从未停止过，涉及方方面面，核心是对中医价值的认识问题。陈寅恪在《冯友兰中国哲学史上册审查报告》中提出过这样的观点："凡著中国古代哲学史者，其对于古人之学说，应具了解之同情，方可下笔。"这个原则也同样适用于中医，如果没有对祖国传统医学的深刻体悟，就难言扬弃。作为中国文化的重要组成部分，中医的原理和精神与中国传统的宇宙观、生命观、人生观一脉相承。我觉得，除了几千年积累下来的医药经验和知识外，中医的价值还体现在对生命的认知和对医学的根本见解上。

　　在中医看来，生命是宇宙的一部分，生命的运动和宇宙的运转遵循同样的法则。这种"天人合一"的思想是中医的理论基础，它并不意味着人被抽象化或渺小化了，恰恰相反，生命的意义和价值被扩大和提升了。生命是一个有机的整体；疾病是生命自身运动的一个过程，而非生命的敌对方。古人有云："生老病死，时至则行"（《唐语林校证·雅量》），说的就是这个意思。站在时代的潮头回看中医历史，我们可以看到，祖先们并没有把医学当作简单的治病，而是通过对生命过程的调节，达到生命状态与自然状态的和谐。这种和谐表现为人体各部分之间的和谐、身体与精神的和谐以及人与自然的和谐，它反映出中国人在把握人与自然关系上的高度智慧，也让医学超越一般的经验科学，显示出博大宽广的宇宙关怀。

中医是以人为本的。它强调医生与病人的沟通，望闻问切就是医生与病人的真诚交流和情感对话。它在诊治中也特别注意人的心理活动，关切人的内心感受。而这又与中医仁爱、救人的准则始终相随。在古代中国，医术被称为"仁术"，仁者爱人，因此，在中国传统中，尊重生命、关爱病人是医生的基本道德。最好的医生并不一定是诊疗技术最高明的，但必然是最具备仁爱精神和道德人格的人。大医之道在精诚，"药王"孙思邈曾说："凡大医治病，必当安神定志，无欲无求，先发大慈恻隐之心，誓愿普救含灵之苦。"这句警语就是对医生境界的精辟阐释。如果说在中国医生自古以来就被视为高尚的职业，那么其根源正在于此。

学习中医史，使我对中医多了一份温情与敬意，让我更加明白现代医学和中医的区别不是简单的新旧之别，更不是用先进或落后能一言以蔽之的，它们是两种文化、两种哲学的差别。发展中医，并不是医学的一个流派对另一个流派的反抗或复辟，而是使相异的医学传统通过交流能共同推动整个人类医学的进步。

我认为，每一位医学生，每一位医学工作者，都应该好好学习医学史，此举并非可有可无。这一点现在还没能做到，需要大家努力来改进。

# 始于医者仁心的叙事医学 *

　　基于医学的人文性质，医学与文学的关系密切。但自觉把这两个学科结合起来却只有近百年的历史，而且效果不佳，往往是文学从医学中取得好的题材和灵感，而医学实践中却少有文学的应用，其重要原因之一是缺乏将文学应用于医学的途径与方法。为解决这方面问题，20 世纪 90 年代，"叙事医学"（narrative medicine）应运而生。美国哥伦比亚大学丽塔·卡伦（Rita Charon）教授的《叙事医学：尊重疾病的故事》于 2000年出版，这是第一本系统总结和论述叙事医学的著作。仔细阅读该书，结合实际情况，颇有些体会。

　　叙事医学是一个新生事物。讨论和实践叙事医学，首先要对叙事医学的定义达成共识。卡伦教授下的定义是："叙事医学是由具有叙事能力的医生所实践的医学；而叙事能力是认识、

*　本文根据作者 2018 年 5 月 25 日接受《叙事医学》杂志访谈整理。

吸收、解释并被疾病的故事所感动的能力。"总体上，我对此是认同的，原因如下：第一，叙事医学并不是医学中的一门学科，而是整个医学应有的内涵和通用的方法；第二，这个定义首先强调了人，"是由具有叙事能力的医生所实践的医学"，它把医生和病人，即人的因素，看得很重要；第三，它把叙事能力概括为"认识、吸收、解释"疾病的能力，这既符合叙事学原理，又充分结合了临床医学实践，符合医学特点。

但我认为这个定义不够理想的地方是它的"温度"不够。我觉得这与叙事医学产生的历史背景有关，因为它源于为医学人文的落地提供一种手段，所以特别强调了叙事能力。其实，叙事医学不仅仅是一种能力。虽然卡伦在"能力"的概念里讲到了被故事所感动的能力，但被感动是一种能力吗？如果医生有能力但缺乏情感，那还是无法做好叙事医学。我总觉得"被感动"不应该包含在"能力"里面，它应该是一种素养。比如，同样一件事，有的人被感动得流泪，有的人则木然无感，我认为是素养使然。经过反复琢磨，我建议把定义略作修改："叙事医学是由具有叙事素养的医护人员遵循叙事规律践行的医学，而叙事素养是指认识、吸收、解释疾病故事的能力以及易受疾病故事感动的同理心。""同理心"这个词似乎还不够确切，因为能被疾病故事感动似乎还不仅仅是出于同理心，这个定义还需要继续斟酌。

其实，从来没有人说过一个好医生不需要有叙事能力，而且从日常医疗实践来看，医生好还是不好往往取决于叙事能力的强弱。现在提出叙事医学，是为了让大家更自觉地去增强叙事能力，让医学人文能够落地。中国医师协会办了一个刊物，叫《医声》，开始看觉得挺好，但看多了，就有千篇一律的感觉，这就是我们还缺乏叙事能力的缘故。不少作者在叙述故事时共性多、个性少；多顺时叙述，少结构编排；多白话，少隐喻；多单一方面叙事，少内在各要素的关联考察。原因是我们没有真正把自己融入故事，把故事的方方面面再现于自己的头脑，然后重新编排，组织情节，最后形成具有合理结构的文本。

做好临床工作的前提是医者和患者的互相了解。医者需要了解患者的病史和诉求，患者需要理解医者做出的诊断和治疗方案。其中最为基础的是医者对病情的了解，而这主要是在患者讲故事和医者听故事的过程中完成的。既然是故事，那就一定是丰富的、多变的、充满个性的。即使是同一种病，在不同人身上也可能是完全不同的故事。医学大家吴阶平曾经说过，阑尾炎是外科中常见的、相对简单的病种，但他遇到的阑尾炎病人没有一个是完全相同的。不仅临床表现不同，病理改变不同，治疗方案也不完全一样，治疗效果也常常不同。其他复杂、严重的疾病，就更是这样了。这里不仅有人体和疾病复杂性的原因，还与不同人的心理素质、经济条件、社会地位、家庭关系等方面的差别有关。我们需要了解病人完整的、细致的、独特的故事，然后解开隐喻的部分，从中梳理出合理的结构，分析得到关键的决定故事走向的节点——这就是叙事能力。这里，尤其重要的是要关注病人的内心活动，关注他们内心的悲痛。

"医学是一种回应他人痛苦的努力"，叙事医学的诞生就是为了使医者在任何语言环境和任何地点都能全面地认识患者并尊重他们的悲痛。疾病最严重的结局是死亡，但患者如果看透了死亡，就不觉痛苦。疾病带来的痛苦主要是疼痛和悲情，这都是心理上的主观感受。可能有的病人病看好了，但心理上仍感到痛苦；有的病人病虽然看不好，但慢慢解除了恐惧、恐慌，反倒不那么痛苦了。所以，叙事医学是与医学人文紧紧连在一起的。

医生面对的是一个个人，而绝不是教科书上描述的一个个病。面对每个病人特有的故事，能够理解，能够沟通，能够将其与医疗手段融合，是一件非常不容易的事情。叙事医学有一套特殊的原则和方法，需要我们在临床实践中不断学习和体会。我的初步体会是，首先要耐心倾听病人的故事，不遗漏任何细节，然后把自己融入其中，发挥丰富的想象力，考虑到各种特殊性和可能性，解开病人叙述中隐喻的内容，充分理解、解释、了解听到的故事，把所有这些再现到自己的脑子里，形成病人故事的情节，从而回归自己和病人的关系，一种完全的伙伴关系。

这里我特别想强调一下倾听这个环节，因为这是叙事的开端，而我们现在做得非常不够。卡伦提倡"自由地倾诉、专业地倾听"，我认为非常精辟。首先要有倾听的意愿，然后才是倾听的能力。要让病人毫无顾忌地尽情倾诉，而医者则必须专业地听，要对听到的内容加以认识、吸收和解释，能够把听到的再现或者回归。当然，患者的叙事与医者的叙事是有区别的，叙事医学强调医者的叙事。

上述叙事医学的过程，显然与文学创作（特别是小说创作）有很多相似之处。两者都是以心灵世界为内核，以现实为基础，以讲故事为形式，需要丰富的想象力以及理解、吸收、重构、再现等技术，需要好的文字功夫。就想象力而言，九三学社曾经组织过一个文学沙龙，请王安忆和梁晓声来讲怎么写小说。梁晓声举了一个例子，有个人开着皮卡进城送货，街上撞倒了一个妇人，他慌忙逃回家中，却没见到妻子，邻居说她出去了。梁晓声让大家设想有哪些可能。有人说，撞倒的可能就是他妻子；有人说，他妻子听说城里有皮卡撞倒人，怕是她丈夫的车，着急赶去了；有人说，妻子已经被传唤去调查了；有人说，丈夫外出，妻子可能去会情人了，等等。大家说完了，没有想到梁晓声还能说出很多种可能，然后接着每种可能，又产生出更多的可能。作者就是在这大量的可能中选择大家最想不到、最有趣但又最能反映作者思想和情感的内容来组建情节的。再来看叙事医学，每个病人的故事都不相同，而病人讲述的每一细节乃至每一句话背后都蕴含着各种各样的可能，医者必须发挥想象力，想到各种可能性，从中发现线索，寻找到疾病的关键节点和病人思想上的伤痛点。

当然，叙事医学与写小说也有不同的地方。第一，小说的题目是作者自己定的，起点是共情，即由作者自己确定希望表达的主题和情感；而叙事医学的题目是由病人出的，起点是病人的表述和具体病情的开始。第二，小说是作者单方面的叙事，而叙事医学则是由医者和患者双方共同叙事完成的。第三，小说不需要回归，含义由读者各自去体会，最好的小说是把结局留给读者去想象，或者结局的好坏由读者自己去评判；而叙事医学最后是要回归的，需要回归到病人的诊疗，回归到让医患双方站在一起对抗疾病。

多读、细读、反复读优秀文学作品，有利于培养对叙事视角、多重解释的敏感性和叙事伦理决策的能力。我尤其推荐大家多读经典小说。它们之所以能够留存下来，就是因为它们特别优秀，对人的心灵世界刻画得特别深刻、特别生动，而叙事医学最借重文学之处就是其对心灵世界的关怀。在阅读的同时，最好了解一点文学理论，有意识地注意其中的叙事学特征。一个人如果喜欢看小说，能够被它感动，但不知道为什么被感动，那么他（她）可以成为好的读者，却永远成不了好的作家。医务工作者开展叙事医学，不是去当读者，而是要当作者的。所以，在阅读文学作品时，我们还要琢磨：为什么这个文学作品这么出色？是什么原因、什么地方打动了我们？这样，我们才能从文学作品的阅读中提高自己在临床实践中的叙事能力。

在我们国家开展叙事医学有优势，也有劣势。优势在于：

第一，我国有"医乃仁术"的传统。中国人自古就强调，好的医生不仅要有好的技术，更重要的是要有高尚的德行，要把解除病人的痛苦放在首位。

第二，中医在传统上就是讲求叙事的。西方传统医学也重视叙事，只是到了现代，医学技术飞速发展，传统医学几近消失，而在现代医学中叙事已经变得不那么重要了。中医跟西方的传统医学相比，不仅发达程度高，而且从来没有中断过，并且中西医得到了并重发展。我学过中医，用过中医，对中医的叙事特性、对叙事在中医实践中的重要性很有体会。中医的诊疗体系本身就具备叙事特征，采用医患一对一的诊疗方式，讲究医生的说话艺术，善于取得病人信任。中医的辨证施治模式使病人只要有症状，就总能有相应的诊断，不像现代医学那样以客观指标为主要诊断依据，常常病人很痛苦，医生却说没病。中医特别重视心理因素，善于因势利导，取得疗效。

我曾经跟一位著名的中医妇科老专家看门诊，发现他对几乎所有病人开的方子都是逍遥散，不同之处仅在量的加减，但效果相当好。他的理论基础是妇科疾病多数与情绪密切相关，所以治疗重在疏肝理气。我在农村当医生时经常遇到中年妇女主诉咽喉部有异物感，现代医学称作"癔球症"，属于神经官能症，没有好的治疗办法。我耐心倾听她们的不适，探问她们诸如婆媳关系等可能不顺心的事，承认她们有病，用中医理论详细解释病情，并显示出自己能治好她们的信心。在这样的基础上开出疏肝理气的药方，常常非常有效。有趣的是，碰到家庭贫困的病人，连中药也买不起，我就介绍一种叫"浮麦汤"的偏方，只用农户家家都有的小麦脱粒下来的麦皮加几枚大枣熬汤喝，居然也时常见效，这可以算叙事作用的很好证明了。

第三，跟美国人、欧洲人比起来，我们开展叙事医学的文化环境更好一些。在西方，谈论个人私事是一种忌讳，即使在医患之间也得小心翼翼。但在中国，这方面的障碍要小得多，见面就可以问："你挣多少钱？""你与老公吵架了吧？"这样的对话有时反而会让双方感觉更亲热。这使医患之间的沟通方便了不少。

与此同时，在我国开展叙事医学也有不利的地方，那就是我们的优质医疗资源过分集中在城市大医院，病人都赶到大医院来看病，医生没有时间和精力与病人充分沟通。而本来基层医疗机构的全科医生和签约家庭医生更有条件开展叙事医学，但他们却缺乏病人的信任和激励机制，基本素质也参差不齐。

当前的关键，是要深入医药卫生体制改革，充分发挥医保的杠杆作用，合理配置医疗资源，把医疗卫生工作的重点放到基层去，切实有效地加强基层医疗卫生机构的力量，实现基层全科医生和签约医生首诊制。只有这样，才能为叙事医学的全面开展奠定合适的制度基础。不过，我们也不能等到那时才着手开展叙事医学，在现有条件下，我们就应该大力提倡。就大医院而言，即使现在每位病人的门诊时间只有 10 分钟左右，如

医学的温度

果医生注重改善服务态度，加强沟通能力，多一点与病人的同理心，也是可以比现在做得好的。更不要说对住院病人，至少医生与病人在一起的时间完全可以比现在再多一些。

前不久，我到北医三院脊柱外科跟着刘忠军主任做过一次大查房，我注意到刘忠军主任对好几位病人都问到同一个问题：对手术的期待是什么？如果期待很高，对是否采用手术治疗就要慎重了。这已经在一定程度上体现出叙事医学的做法，当然，这还远远不够。还有一点，现在医院里的医生分了那么多层级，实际上很不利于叙事医学的开展。像美国等好多国家，医生在完成住院医师培训，担任主治医师后，就要独立管理病人，不管资历深浅，对自己负责的病床的病人都是一管到底。这样，主治医师就可以统管病人住院的全过程，包括其后的随访，这为叙事医学的开展创造了好的条件。而我们现在的医院，主治医师上面还有副主任医师、主任医师，每一个住院病人受好几层医师管，而每一位医生又管不到病人的全部，这样的责任分割和信息分割是很不利于叙事医学的开展的。我认为，现行的医生职称制度必须改革。

对于当前如何推动叙事医学的开展，我认为可以采取以下一些措施：一是组织大家学习和讨论叙事医学究竟是什么。卡伦是叙事医学的创始人，她的《叙事医学：尊重疾病的故事》是一本全面阐释叙事医学的好书，是必读的。不过，这本书也有缺点，也许是东西方文化和叙事习惯的差异，我总觉得它有点烦琐，不够深入浅出。如果配合读一些非理论性的、一定程度上又能体现叙事医学的书，大概会有所帮助。例如，阿图·葛文德（Atul Gawande）的《最好的告别》（*Being Mortal：Medicine and What Matters in the End*）和《医生的修炼》（*Complications：A Surgeon's Notes on an Imperfect Science*），它们通过叙述故事使人了解生命是怎么回事，医生应该有怎样的叙事能力和素质。还有一本非常好的书，就是保罗·卡拉尼什（Paul Kalanithi）的《当呼吸化为空气》（*When Breath Becomes Air*）。卡拉尼什自己是神经外科医生，但后来得了肺癌（晚期）。从一名精力旺盛、信心满满、出类拔萃的神经外科医生突然变成了癌症病人，这种角色的转变使他更加理解了疾病和病人。二是由医学院和医院做出一些制度性的规定，来推动医护人员和医学生写作叙事平行病历。开始的时候，可以把平行病历的范畴放宽些，要求放低一些，而对出现的范例多加宣传。三是发挥互联网新媒体的作用，下力气建好几个叙事医学微信公众号，使叙事医学热闹起来。四是开展专科叙事，如癌症叙事。癌症病人对死亡的恐惧最明显，心理变化最大，故事最多。故事中除了病情演变外，还包括经济压力、家庭负担、社会关系等，可以从中总结出一些规律来。五是组织论坛、研讨会、培训班，在国内组织起一支骨干队伍，以及办好新创刊的《叙事医学》杂志。在上述工作的基础上，创建叙事医学学会。

上面谈了不少关于叙事医学的技术和方法的问题，这些都是必须理解和掌握的，但我觉得最根本的还是"医者仁心"，这是医学的核心，也是叙事医学的起点和落脚点。我很喜欢冰心老人的一段话，每次想起，都有一种感动。她说："爱在左，同情在右，走在生命路的两旁，随时撒种，随时开花，使得这一径长途点缀得香花迷漫，让穿枝拂叶的行人，踏着荆棘，不觉得痛苦，有泪可挥，也不是悲凉。"生病的人都是痛苦的，不仅是肉体上，还包括精神上的恐惧、悲伤、空虚、孤独和无奈，他们需要倾诉，需要安慰，需要温暖。医者要让他们"踏着荆棘，不觉得痛苦，有泪可挥，也不是悲凉"，但仅靠医学技术是做不到的，还需要患者得到医者精神上的回应，感受到疾病旅程中有医者的真诚相伴。叙事方法和技巧可以帮助医者接近和了解患者，但真正要发挥叙事医学的作用，关键还在于医者要有爱心、同情心和责任心。

叙事医学有助于落实和体现医学人文精神，是医学人文的组成部分。让我们共同努力，让叙事医学这个新生事物在我国苗壮成长、枝繁叶茂。

# 感悟死亡 *

　　清明节是中华民族四大节日之一，那一天大家都要去扫墓，祭拜逝者，缅怀祖先。清明又是二十四节气之一，其时春和景明，万象更新，更能让人体会生和死的关系。如果没有冬天，没有万物的沉睡，甚至没有一些生物的凋零、死亡，就没有充满生气的美好春天。清明扫墓习俗体现出中国传统文化的精髓，在历史长河里，我们中国人没有形成欧亚大陆以及后来世界多数国家的宗教信仰，而形成了"敬天法祖"的民族共同信仰。在我们的信仰里，没有基督教的天堂，也没有佛教的生命轮回，有的是对身体基因绵延和文化模因绵延的事实认定，以及在这样的绵延中获得永生。我们感念人生的一切都是先人恩赐给我们的，所以崇敬他们、祭奠他们、怀念他们。对于后代来说，我们也将成为祖先，我们要对自己的后代负责，因此，我们重视婚

＊　本文根据作者 2019 年在北京大学清明论坛上的演讲整理。

姻、家庭的坚守和对后代的抚养、教育，乃至形成了中华民族特有的家国情怀。总之，敬天法祖的信仰为中国人寻求人生意义提供了厚实的基础。清明时节，大家祭奠先人，慎终追远，是思索生命意义和加深对死亡认识的好时机。

但是当下清明节大家去扫墓，有多少人在真真切切地怀念自己的祖先呢？在现代化浪潮的冲击下，这份追思明显淡薄了，清明节甚至成为活色生香的聚会和春游的好时光。在这样的时候，又有多少人在认真思考自己的死亡呢？即使在思考，其中又有多少人能想明白呢？

我们必须承认，古今中外，除了极少数以外，人都怕死。我想原因有两个：第一，活着的人中没有人死过，不会有人告知我们死亡是什么感觉。有不少有过濒死体验的人，会告诉大家他们当时的感受，但各不相同：有的人看到一道灵光，感觉行走在鲜花丛中，内心充满了爱和愉悦；而有的人则感觉四面漆黑，周围响彻着各种奇怪可怕的声音。更重要的是，他们不是活过来了吗？他们并没有死，因此他们感受到的也不是真正死亡时的感觉。死亡是什么感觉，是一个永远的谜。人们对没有答案的事情当然会害怕。第二，自我们降生到这个世界，接受的都是具体的人、物、事，我们脑子里存在的所有意识都是建立在生而不是死的基础上的，所以死自然是"不可思议"的了。

那么，我们怎样来克服对死亡的恐惧呢？这是一个需要哲学想象才能处理好的问题，我自己还没有解决好，还在继续努力中，但多少有一些体会。我认为书圣王羲之在《兰亭集序》中写到的"仰观宇宙之大，俯察品类之盛"，是认识生命和死亡的一个好的、管用的切入点。

我常常在晴朗的夜晚仰望天空，看着天上繁星浩渺，而感慨万千。我们生活的地球，只是太阳系中的八个行星之一，银河系有2000亿个太阳系，而整个宇宙有2万亿个银河系。在浩瀚的宇宙空间，我们个人真的是微乎其微，不及大气中的一粒尘埃。从时间上看，银河系距离最近的河外星系4万多光年。光的速度是每秒30万公里，我们今天看到的星光是数万年、数十万年前发出的呀。人活在这个世界上的几十年，在这样的时间尺度中，真是比一瞬还短！总之，仰望浩瀚的宇宙，我们自然会感悟到人是多么渺小，人生是多么短暂，如白驹过隙，那么，对于死亡，又有什么可惊恐、忧伤的呢？

再来看"俯察品类之盛"。地球上约有80万个物种，人只是其中之一。尽管由于人在认知方面有独特优势，似乎可以在物种竞争中处于主宰地位，但就决定物种进化的繁衍能力以及由此决定的突变遗传能力而言却并不具有优势。在生物本质上，人与一岁一枯荣的小草并没有差别。窗外的一棵古树，在我出生前已经在那里了，而当我离开这个世界的时候，它还会屹立在那里，郁郁葱葱，生生不息。万物竞天，有生就有死，有死才有生。就这一点而言，人类与其他生物是一样的，为什么偏偏人要怕死呢？

　　　　　　　　　　　　　　　医学的温度

当然，人类又是特别的。人猿相揖别，人的大脑越来越发达，特别是智人完成认知革命以后，有了发达的记忆和学习能力，就会思考意义和价值，同时也有了对死亡的恐惧。我常常在想：动物怕不怕死呢？喂养的生猪、肉牛、禽类，养肥了就被抓去屠宰，它们怕死吗？我们实验室拿羊做实验，羊被绑起来时一点都不挣扎，只是掉眼泪，那是害怕死吗？"子非鱼，安知鱼之乐"，所以我不知道。但我想，即使它们也怕，"怕"的意象、表现和内涵肯定与人是不一样的，因为人有对意义的追求。

总之，如果能把自己放到浩渺的宇宙之中，放到自然界生物种群之中，融入这么宏大的尺度去考察个人的死亡，我们的心胸就会开阔起来，我们对死亡的思虑就会相对简单一点，容易想得开一点。我想这就是宇宙观、生命观的重要性了。

那么，是不是有了正确的宇宙观和生命观，人就会不怕死了呢？我想还不行。一个人相对于宇宙和自然界确实是渺小的，但就个人而言，死亡终究还是大事，要离开这个世界还是会觉得是非常可怕的事；有人甚至会跳到另一个极端，自己的生命是如此渺小和短暂，活着还有什么意思呢？所以，还是必须解决人生意义的问题，正如孔子所言"未知生，焉知死"。人生的意义，是哲学的根本问题。凡是人，都会思考活着的意义，但又很难找到标准的、大家都愿意接受的答案，这也成为人之所以为人的特征。

这方面前人已经给我们留下了很多思考和实践。孔老夫子在《论语》里面讲"朝闻道，夕死可矣"，就是说只要掌握世界的规律，洞明人世间的道理，又去实践了，就死而无憾了。《圣经》中耶稣说爱比死更强，通过爱可以获得永生。德国文豪歌德认为，存在是我们每个人的使命，我们来到这个世界，存在过，就是意义了。文天祥说得豪迈，"人生自古谁无死，留取丹心照汗青"，只要把赤胆忠心留给历史，人生就足矣。20世纪40年代，毛主席在张思德同志的追悼会上引用司马迁的话说："'人固有一死，或重于泰山，或轻于鸿毛。'为人民利益而死，就比泰山还重；替法西斯卖力，替剥削人民和压迫人民的人去死，就比鸿毛还轻。"类似关于人生价值的观点还可以举出很多，前人的这些说法对不对呢？我觉得都有一定的道理。对解决死亡恐惧管用不管用呢？我认为取决于自己对某种观点是否真信，有多信，即是否成为自己的信仰。有了某种信仰，执着地去追求它，使整个人生成为追求信仰的过程，就会觉得人生是充实的、有意义的，对生死的态度就会是积极的。

当然，某个信条是否能够成为人们的信仰，是有条件的。首先，它必须是通过努力追求才能够达到的，甚至常常是毕生为之奋斗都难以完全达到的。其次，它必须是受到时代和社会认同的。人是社会的，人与人的关系是建立在道德基础上的，所以信仰要符合社会德行，无害于社会和人群。

信仰也是有高低的。有利于生产力发展、有利于社会、有利于大多数人福祉和利益的信仰是高尚的，抱有这些信仰的人往往更能实现人生的价值，更能体会人生的意义，更值得推崇。

综上所述，要解决对死亡的恐惧，有赖于建立正确的宇宙观（或常说的世界观）、生命观和人生观。我们现在常常把解决"三观"问题挂在嘴边，却缺乏深入学习和理解。当我们认真思索死亡问题时，才更能体会这"三观"的根本性意义，与其说理解死亡难，还不如说树立正确的"三观"难。

对生死有了比较深刻的认识后，当前医学上的很多困惑也容易比较好地解答了。比如，疾病是什么？人体是一个复杂巨系统，生命是各部件动态平衡的过程。平衡是相对的，失衡是绝对的，疾病是每个人都会有而且必须有的生命体验。医学不可能消灭疾病，它能做的只是帮助建立新的平衡，避免过度的损害，减轻病人的痛苦，所以医学是有限度的。寄托过高的期望，只会带来更大的失望。

又比如，医生能做什么？面对生命和疾病的本质，面对心理因素对健康的复杂影响，加上人类对自身奥秘的了解还只是冰山一角，医生能做的只是"有时去治愈，常常去帮助，总是去安慰"。安慰不仅是情感上的抚慰，更重要的是帮助病人解决好生死观、疾病观、健康观，不乱糟蹋自己的身体，同时知利害得失，也知进退收放，而不是永不言弃。到生命的终末期，应该安顿灵魂，减少痛苦，维护生命的尊严。

死亡让人恐惧，产生焦虑，阻碍幸福生活，我们需要克服它。正如古罗马著名哲学家爱比克泰德所说："你想过吗，人类所有的恶、卑鄙、懦弱，都是来自对死亡的恐惧？训练自己去克服它。你所有的言谈，你所读的东西都要以此为目标，你会发现这是唯一能让人自由的方法。"对于我们这些没有被宗教说服的人来说，克服死亡的恐惧就得依靠自身的理性，依靠哲学，依靠结合自己的生活实践不断进行的深入思考和感悟。

## 死亡如此多情 [*]

　　读完《死亡如此多情》书稿，想得很多，包括平时不太想的问题。

　　这个世界上最无法否定的规律，大概就是"人都是要死的"。人从出生那一刻开始，就在向死亡走去，死是每个人的必然归宿。遗憾的是多数人没有认真想过死，因为害怕而不敢正视死，或者虽然想过但没有想明白。及至生了重病，真切感受到死亡临近，才惊慌失措，仓皇应对，怨天尤人，痛苦万分。

　　孔子说过："未知生，焉知死。"从当时对话的场景看，他的意思是连"生"都没有弄明白，还想什么死呢？但我认为还应该说"不知死，何知生"，因为如果没有把死看透，对生就难以深刻理解。当然，一个人如果对生的价值和意义有了正确的认识，对死也就了然了。总之，无论对生还是对死，我们的态度都

＊　本文是作者为中国医学论坛报编《死亡如此多情——百位临床医生口述的临终事件》（中信出版社，2013 年）所作序言。

取决于对生命和人生价值的理解。

　　我们每个人总有一天要面临死亡，把死想透想明白了，活着的时候就多了一份自由和洒脱，而当死亡来临时，也能坦然、从容和淡定。"生如夏花之绚烂，死如秋叶之静美"，这该多好！

　　本书中的病人在面临死亡时表现各异。有人恐慌，有人平静；有人只想到自己，有人更多地想到别人；有人怨天尤人，有人充满感恩；有人为多活一天可以放弃一切，有人选择有尊严地死。至于病人家属，表现更是各式各样，悲痛欲绝的有，无奈放弃的有，气急败坏的有，失去理智的有，宽恕感恩的有，平静接受的有……总之，面临死亡之时，最能见人心人性，最能反映出人的修养、品格和思想境界。

　　这本书中垂危的病人对世界和人生深深的眷恋，与家人和朋友之间浓浓的爱和情，都令我感动，但更使我感动的是医患之间的那份情感。在疾病和死亡面前，医者和患者是由生命串连到一起的朋友。患者把自己的生命托付给医者，而医者则把减除病人痛苦、挽救病人生命当作自己的天职，这是何等神圣而亲密的关系啊！现代医学发展日新月异，但在很多疾病面前，人们还是束手无策。我们的医者应该牢记"有时去治愈，常常去帮助，总是去安慰"，视病人为亲人；而我们的患者则要信任和体谅医者。我注意到，在这本书的众多案例中，凡是患者信任医者的，都唤起了医者对患者更深的情意和责任——将心比心，这不是很自然的吗？当前社会医患关系紧张，当然有制度方面的原因，但医患双方修养的缺失也是重要因素。读完这本书，相信大家会对此有所体会。

当前"技术至上"流行，我们的医者常常忘记自己面对的不仅仅是疾病，更是有思想、有情感的人，加强医学人文教育和实践已经成为当务之急。这本书里每篇文章都是医护人员的亲身经历，点点滴滴，娓娓道来，其事亦真，其情亦确，特别能触动人的心灵。由此，我想到国外近年来兴起的"叙事医学"，由医者或患者把从医过程中正规病历以外的细枝末节、心理过程乃至家属的感受记载下来，使临床医学更加富有人性，更加充满温情。这将大大有助于患者的诊疗，有助于有效减轻患者的痛苦。如果这样的工作与文学结合，则能产生触及人们灵魂的好作品。人是最鲜活的生命，生命最深处是灵魂，当生命受到威胁的时候，灵魂必受触动，而文学是写人的，把这些写出来能不感人吗？它们也必然让我们对生命有更加深刻的认知和体悟。

这是一本描述生、死、情的好书。希望我们的医务工作者都来读一读，更好地懂得病人，对医学是"人的医学"有更深的理解。希望我们的病人们都来读一读，更好地懂得疾病，理解医者。希望大家都来读一读这本书，更好地懂得生和死，更加珍惜生命，热爱生活，过好每一天。

# 中国临床医学工作者肩负的重任 <sup>*</sup>

　　我们正面临着人类有史以来一个伟大的变革时代，摆在医学工作者面前的任务很重。当前，"人类基因组计划"顺利完成，各种组学蓬勃发展，生物医学研究日新月异。医学工作者要把这些成果迅速运用到临床的诊断和治疗当中来，这方面国际上的同行们做得很好。我请我的同行们想一想，现在医院里对病人的诊疗方法、应用的药物，甚至外科手术的术式，有多少是我们中国人发明的呢？中国作为历史上对世界文明和进步起过重大推动作用的泱泱大国，与现在对世界临床医学的贡献是否相称？我也要和我的同行们一同来思考这样一个问题：我们每天习以为常地进行着的临床医学工作中有多少是确有科学依据，属于所谓基于证据（evidence based）的呢？我听到过这样一种说法：康复的病人中有三分之一是不治自愈的；有三

_____

＊　本文根据作者 2004 年 5 月 7 日在上海国际临床医学论坛研讨会开幕式上的讲话整理修改。

分之一是去看了医生，但并不是医生看好了病，而是病人觉得已经看了医生，心理上获得了宽慰，帮助了康复；仅有三分之一确实是医生治疗好的。这种说法可能不很确切，但大概意思我是同意的。我举一个例子，我们对一位恶性肿瘤病人进行化疗，如果病情好转，到底是化疗的效果，还是病人自愈的结果呢？如果他最终死亡，有多少是由于化疗在杀灭肿瘤细胞的同时也杀伤了正常的免疫细胞而造成的呢？对于以上这些问题，医学工作者还没有确切的答案。还有一个有趣的例子，我国现在空气污染严重，大家都在谈论空气污染对健康的影响，有文章称大气中的可吸入细颗粒物可导致肺癌的发生。但是，北京的居民与大气污染较轻的西方国家城市居民的肺癌发病率似乎并没有显著的差异，这是什么原因呢？北京人从出生就生活在这样的大气环境中，是否会获得适应性，即医学上讲的"预适应"（preconditioning）呢？临床医学工作者还面临很多类似的问题，有待我们去回答。

在现代社会中，临床医学工作者面临的另一类重要问题是如何解决患者的心理问题。近年来，中国抑郁症患者数量呈直线上升趋势，自杀人数也逐年上升。我们必须考虑医学工作者在心理层面对民众所应承担的责任。除了直接的精神疾患以外，精神因素还与肿瘤、心脑血管病等慢性病的发生发展有很大的关联。但是，这种关联到底是通过什么机制实现的，我们还不完全清楚。2003年，北京市遭受了"非典"的袭击，我发现很多情况并不是"非典"本身所致，而是人们对于"非典"的恐惧所造成的。

医学伦理问题是 21 世纪的医学工作者面临的又一个严峻问题。昨天中午我还和一位来自美国的医学遗传学专家讨论，从技术手段上讲，诊断单基因遗传病现在已经不成问题，但是，要不要应用这些技术却是一个非常复杂的问题。例如，一旦某一患者的遗传病被诊断出来，他就可能受到社会歧视，比如保险公司不接受他的投保，就业也会面临很大的困难。其实患者本人也会怀着非常复杂的心态来决定要不要接受检查，检查后要不要知道结果。今天早餐时我还给我的同事举了一个例子，我在农村的医疗实践过程中掌握了一个本事，就是通过察看女性的鼻唇沟来大概判断她子宫的解剖形态，前倾还是后倾，乃至是否有生殖能力。但是，我又强调我的这项技术是不能推广的，因为如果大家一看便知某位女性不能生育或者生育能力低下，那么就很少会有人愿意娶她了。

随着现代医学技术的发展，我们面临的更为严峻的问题是，医疗费用成倍增长，但医疗资源却极为有限。一方面现代医学的发展给人类带来了福音，另一方面医疗费用的增高又造成了更大的不公平。比如，在没有肾透析技术的情况下，所有肾功能严重衰竭的病人都只有等死，在这种意义上讲，他们是"公平"的；现在，有了肾透析技术，很多病人可以因此维持生命很多年，但是，肾透析的费用相当高昂，不少病人因为没有钱而得不到透析治疗，当他们看到别人一周可以做三次肾透析而活得很好时，心里自然会不平衡，这是不难理解的。还有一个例子，白血病患儿可以通过骨髓移植而获得痊愈，但是，很多患儿的父母即使变卖所有家产也无法筹集到足够的医疗费用，只能看着自己的孩子病情加重而死。这些例子使我们必须思考这样一个问题：医学的最终目的到底是什么？是通过提高技术解决个别人的问题，还是使全社会的健康得到改善，使大家有更多的幸福感？

我们还面临一个特殊问题，就是我国正处在转型期，医疗卫生服务体系难以适应人民群众的需要，"看病难，看病贵"已经成为人民群众最关心的热点问题之一。从医学的根本目的出发，应该说，解决这些体制和机制上的问题比发展医疗技术更为重要。进行医疗卫生体制改革，需要依靠政府、依靠经济学家和管理学家，但更要依靠一线的医务工作者，他们在长期的实践中最清楚如何利用所掌握的医学知识来造福人类，从而改变现存的问题。我们绝不能将医务工作者与现在进行的医疗卫生体制改革对立起来，否则我们就无法取得改革的成功。不仅政府要认识到，媒体要认识到，全社会都要认识到这一点。

要解决医学所面临的共同问题，需要全世界的医学工作者进行交流与合作。医学工作者与其他学科的专家们也需要进行广泛的结合。现代医学的发展，尤其是 21 世纪医学的发展，绝不仅仅是靠医学本身的发展，医学技术的发展离不开物理学家、化学家、计算机学家，乃至社会学家、管理学家、法学家、经济学家的共同努力。医学工作者有责任广泛地开展交流与合作，这里当然包括国际合作。我非常同意哈佛大学医学院国际合作中心所提出的"提高全球综合水平，关注各国持续发展状况，共享国际先进医疗技术"的宗旨。从人类发展的历史来看，医学从来都是在各个民族、各个地区的相互交流、相互融合、相互促进中发展起来的。在经济全球化日趋加强的今天，交流显得更加重要。如果撒哈拉以南地区的艾滋病不能得到及时、有效的控制，那么艾滋病不仅侵害这一地区的人民，还会侵害全球的老百姓，发达国家也难逃其劫。2003年"非典"期间，中国"非典"病例每增加一例，对全世界的威胁也就增大一分。

我曾与哈佛大学的专家交换意见，发现不管是美国还是中国，都面临着同样的问题，那就是对于现在的医疗体制，老百姓不高兴，医生不高兴，政府也不高兴。我想，中美两国在医疗技术上不在同一个层面，医疗公平问题也有很大差别，这就要求我们互相学习。我们要虚心学习发达国家的先进经验，绝不能武大郎开店；我相信，我们也有许多先进的地方值得发达国家来学习。今天上午我参观了上海的社区卫生院，就感到非常自豪，我们花了那么一点钱就解决了那么多老百姓的保健问题，我相信他们做的这项工作在国际上也是突出的。合作从来就是相互的，只有当我们找到互利共赢的合作点时，合作才有可能持续与有效。

# 我们中国医生 <sup>*</sup>

　　我曾经是一名医生，细想自己大约是从坐在医学系课堂时起，心里就萌生了神话般的责任。那种责任恐怕是任何社会财富的创造者都难以担当的，因为我们今后将创造的是一个又一个生命的奇迹；而且，这份责任也有任何艺术家美艳绝伦的作品所无法替代的昂贵，因为我们雕琢和修复的将是这个世界上最独特的生命材质。回想当年的同窗学友，几乎每个人的脸上都是凝重的表情。因此，医科学生们似乎更懂得"珍重"二字的分量——从珍重未来的事业到珍重眼下的苦读，从珍重即将应对的每一个生灵到珍重自身的尊严。学校的那段时光，应该说充满着神圣的憧憬。

　　毕业后，我到了西北农村，在基层医院一干就是11年。西北农村是艰苦的，医疗条件十分简陋，但我还是获得了实现医

＊　本文是作者为袁源著《我们的医生》（长江文艺出版社，2005年）所作序言的主要内容。

生责任的机会。30 年过去了，至今还有当时的病人找到我，表达他们的感激之情，每当那样的时刻，我都感到无比幸福，感到医生职业无比高尚。

翻开历史，从希波克拉底到李时珍，崇尚医学、尊重大夫是古今中外绵延不断的民情民意。我们的医生，在风雨如磐的旧中国，在百废待兴的新中国成立初期，甚至在十年"动乱"无章无序的年代，都始终保持着与患者和谐、密切的关系，医患之间往来不见尘沙，相处不闻杂音。2003 年的一场"非典"，我们的医护人员更是用自己的血肉之躯挡在亿万民众与病魔之间。其实，他们比任何人都更知道疫情的凶险，他们中的很多人甚至做好了与亲人诀别的准备。今天，隔着淡去的硝烟，随着病魔的消遁，我们不应该草率地切断如此悲壮的一段记忆。应该说，我们的医务工作者历来具有在大势面前以国家民族利益为重的精神，具有在艰难落后条件下忍辱负重、勇于献身的品格，具有在科学道路上坚忍顽强、兼容并蓄的优良作风。这一切构成了一个响亮的名称——中国医生！

今天，我们这支具有中国特色的医疗队伍，正面临社会转型时期的严峻挑战，医患关系也出现了紧张趋势。造成医患关系紧张的原因很多很复杂，有客观的原因，例如医疗资源配置不当，病人涌向大医院，使大医院医护人员超负荷工作；有患者要求提高的因素，有人甚至错误地把医患关系看作简单的消费提供者与消费者之间的关系。但我认为，医患关系紧张的主要原因还是来自医生方面，来自医学自身发展过程中"知识、情感、道德"合一境界的挑战。

不能否认，医疗技术的快速发展或多或少带来了医学终极目标的模糊。医学的目的原本是解救疾病苦难之中的人，但是由于片面地夸大了技术的作用，一些医生的注意力过多地落在了技术层面，结果人的存在被抽空了，病人无形中仅仅成了疾病的载体。《剑桥医学史》的作者罗伊·波特说："医学有时似乎由主要对发展它的技术能力感兴趣的精英领导，而他们很少考虑它的目的和价值，甚至个人的痛苦。""医生和'消费者'一样成为技术至善论者，他们被锁定在渴望创造雄心勃勃'能做，必须做'的幻想中"，现代医学教育"培养出来的学生是一个把自己看作科学家的医生，而不可能培养出病人通常需要的能关心人的医生"。我同意波特先生的观点，并深有同感。

医者，必须拒绝冷漠。其实，更多的时候，患者是渴望从医生那里得到精神上的慰藉的，他们渴望听到医生耐心地解释病情，他们在意医生的一个动作、一句话、一个触摸、一句提醒。而这种时候，如果我们的医生轻慢了这些看似随意的东西，那么无形中对于渴求和期待的人将会造成巨大的伤害。更重要的是，职业的真谛恰恰就在这"随意"之中。

事实是，医生和患者在心理上是无法割断、息息相关的。没有患者，就无从谈到医生的成就。所谓"大医"，都是始于心诚，而成于精湛。我的很多同道们说到此生最大的欣慰，都认定皆因患者而生。看得出，倘若离开了患者，他们真不知道事业于自己还有什么意义，生命于自己又还有什么意义。与此同时，广大的人民群众也正是因为有了那么多尽职的医生，才有了更多的安宁和平静。有人说，现今的中国，医生在百姓的心目中正在失去应有的尊严和形象，民众对于这样一个人道的职业表现出相当低落的信心。如此，不能说是正常现象，也不能不让所有关注人民健康的人深感担忧。如果患者对医生心存障碍、缺乏信心，那么在治疗上就很难获得预期的效果。而如果医生时时提心吊胆、回避风险，那么不知该有多少生死转机因此丧失。维护医生的整体形象，是维护群众健康的前提。显然，医生的形象扭曲，既不利于从医者人格的确立和技术的发展，更不利于广大群众的防病治病。

中国拥有一支特别能奉献、特别能吃苦、医疗水平正在不断提高的医生队伍。他们身上体现着社会的良心，体现着中国传统知识分子特有的优良品质。他们的贡献应该受到全社会的肯定和赞扬，他们的职业应该受到全社会的尊重和支持。当然，我们的医生也正承受着社会转型时期严峻的挑战，肩负着比发达国家的医生更加艰巨的社会责任。我们的医生不仅要努力提高医术水平，更要不断提高自己的人文素养，要认识到我们面对的不仅仅是疾病，更是有思想、有情感的人，任何时候都不能忘记医学的初心：医学是人类情感和人性的表达，目的在于维系人类自身的价值和保护自身的生产能力。

# 北医的品格与使命 [*]

　　1912 年，民国初建，第一所由中央政府创办的医学院校——国立北京医科专门学校诞生。百年沧桑，筚路蓝缕，北医从 72 名学生、9 名教员的微型学校发展到拥有近 8000 名全日制在校生和 4000 余名专职教师队伍的现代化高等医学院校，成为中国高等医学教育的领头雁。北医百年，与祖国共存续，与民族同兴衰，与现代医学在中国的发展紧密相连，与人民的生命健康息息相关。回顾和总结北医的百年历史，一条主线贯穿始终，那就是北医对社会责任的担当。

　　北医对社会责任的担当，体现在探索和发展符合中国国情的医学教育上。中国不同历史时期医学教育的体制、学制、教学内容和方法，很多是在北医先行的。在过去的百年中，从北医走出 6 万多名高素质医药卫生人才，包括众多大家、名家，北医毕业生享誉全社会，成为中国医药卫生事业的骨干力量。

北医对社会责任的担当，体现在不断推动中国医学的进步上。100年前，现代医学在中国刚刚起步，北医从成立起就引领现代医学在中国的传播和发展，100年来创造出无数个中国第一，众多学科始终保持全国领先地位。直到今天，北医的学术研究仍然代表着中国先进水平。

北医对社会责任的担当，体现在对全民健康水平提高所发挥的重要作用上。北医不仅为社会提供高质量的医疗服务，而且对国家卫生方针、政策的制定产生了重要影响，对国家的公共卫生工作做出了重要贡献。

北医对社会责任的担当，还体现在她在中国政治与社会发展进程中的态度和作为上。"上医医国"，在中国的传统中，医学与社会、政治有着紧密的联系，而北医地处北京，政治中心的地理位置决定了她必然承担更多的政治责任。百年来，每当国家和民族有难时，北医人总是挺身而出，代表先进的政治力量推动社会发展。在北洋军阀时期的民主运动中，在抗日战争中，在建立新中国的斗争中，在抗美援朝中，在历次抢险救灾中，在支援边疆、服务农村中，都有北医人活跃的身影和不可磨灭的贡献。

总结百年历史，融入社会、服务社会是北医的文化精髓；医者的苍生大爱融入"以天下为己任"的济世情怀，成为北医持久的精神动力；对社会责任的主动担当，成为北医的精神传统。

北医精神铸就了北医的百年辉煌，同时也造就了北医独特而富有魅力的品格：

一是实事求是、认真执着。北医虽然历经磨难与变故，但始终遵循教育规律，坚持育人为本，不忽悠、不张扬、不浮躁。北医从未盲目扩招、盲目圈地、盲目贷款；坚持严格标准，追求内涵，重在质量，很多保证医、教、研质量的标准和政策坚持多年不变。

二是包容豁达、尊才尚能。北医尊重知识分子的独立人格和质疑精神，保护知识分子的积极性和创造性。即使在各种政治运动中，"不整人"都是北医对待自己员工的底线。北医对待人才历来不拘一格、不拒细壤、不择细流。北医人温良、朴实、宽厚，"北医是个家"已经成为大家共同的情感认知。

三是厚学厚德、追求卓越。北医人崇尚行胜于言，很少曲意逢迎、唯长是从。历代北医师生潜心研究，不浮夸，不虚荣，甘于寂寞，朴实无华，对业务精益求精，以培养人才为乐，以创造知识为乐，以造福患者为乐，乐此不疲。

如果对北医的品格加以提炼，可以用两个字来概括，那就是"厚道"。

道者，法则、规律、宇宙本源、世界观、人生观、道德、方法也；厚道者，在上述各方面都显厚重也。百年来的几代北医人，无论是学校管理者还是普通职工，无论是在校学子还是历届校友，无论是本校培养还是从外校来的各类人才，都以自己的行动实践厚道，都以厚道为荣，以不厚道为耻。"厚道"已经融入北医人的血液，成为北医人的标记。

当前，世界格局剧烈动荡，中国社会正处于伟大但充满艰辛的转型之中。中国的发展面临着难得的历史机遇，挑战也十分严峻。借用历史学家唐德刚的比喻，现在中国这艘巨轮，正在穿越"历史的三峡"。我们既要有必胜的信念，满怀豪情，又不能不强化忧患意识，如履薄冰，如临深渊，脚踏实地，努力做好自己的事情。这才是对历史负责的态度。对于北医而言，在诸多挑战之中，特别需要清醒地认识到现代医学所面临的挑战。

一个世纪以来，医学技术飞速发展，使得人类对抗某些疾病的能力大为提高，但与此同时，技术主义盛行，医学人文精神渐行渐远；医疗成本大幅提升，远超过社会收入水平的提高，使相当一部分人难以承受，加剧了社会不公；对医疗之外决定人类健康的社会、经济、环境等因素重视不足，措施不力，预防为主的方针没有得到有效贯彻。在医疗体制的构建和改革中，如何既保证公益性，又不致降低效率，既维护公众利益，又保护医务工作者的积极性，世界各国都还没有找到好的办法。同时，我们还面临着人口老龄化，环境与生态恶化，传染病传播条件改变，全球卫生与经济、政治互动等复杂情况。

面对挑战，北医要再一次勇于担当责任，引领中国卫生事业和医学教育的改革，探索以提高群体健康水平为目标的医学

　　　　　　　　　　　医学的温度

卫生发展之路，并为提升中国医学研究水平和建立富有中国特色的医学教育体系做出新的贡献。

为完成上述目标，我们需要确定正确的发展战略。对此，我有以下几点思考：

第一，创造中国特色医学教育模式。要把大学综合教育与医学职业教育有机结合，将综合素质培养融入医学教育全过程；要区别本科教育、毕业后教育和继续教育的内涵和特点，并据此做好相应制度设计；要处理好毕业后教育与专业学位教育、专科医师培训之间的关系；在本科教育中，要打破基础和专业教学之间的隔阂，将它们更加有机、紧密地结合起来。为此，我们在继续深化教学内容和方式的改革的同时，有必要继续探索现有学制和学位制度的改进。

这里，需要特别强调把人文教育放到医学教育的核心地位，贯穿于培养的全过程。要加强文史哲、社会科学和心理学等通识教育，探索与实践适合医学生的教育内容和方式方法。要大力支持学生社团活动，加强校园文化建设，促进学生个性发展。要提高教师人文素质，落实教书育人责任。要在师生中广泛开展关于生命、人性、死亡、幸福、精神、道德、公平、家庭、爱、性、忠诚、责任、善良、宽恕、高贵、真实、谎言、造假等问题的深入而自由的讨论，使我们的师生更加爱国、爱人、有责任、有担当、会做人、会做事。

第二，淡化专业界限，着力加强学科交叉。要消除临床医学和预防医学的鸿沟，生物医学研究要着力解决临床和人群健康的实际问题。要增强医学与人文社会学科、理工学科之间的沟通，加强对健康教育、卫生经济、医学社会学、医学法学、全球卫生、医学媒体学、临床药学、卫生管理等复合型专业人才的培养。不仅要打造更多学科合作平台，鼓励交叉研究，而且要在制度上为学科交叉人才的培养创造条件，例如开设学科交叉课程、互认不同专业课程的学分、鼓励修读双学位、增加招收跨学科的研究生，等等。

第三，中医药是我们的伟大宝库，中西医结合是中国为人类医学发展做出重大贡献的独特优势和路径。但长期以来，北医在这方面的工作没有做好，这是非常可惜的。今后要把加强中西医结合作为一项战略性举措，从人才、经费、制度等方面给予保障和鼓励，力争开创新局面，做出原创性成果。

第四，抵制"官本位"，完善管理机制，坚持民主办校，按章治校。应该使每一位教师、职工和学生对学校的事情都有发表意见的权利和有效途径，使他们的意见得到尊重和及时的反馈，使他们真正感觉到自己是学校的主人。行政管理部门要加强服务意识，不"瞎折腾"教师和学生，自觉接受师生员工的监督。所有人都要自觉遵守学校规章，按制度办事。要秉承北医"勤奋、严谨、求实、创新"的学风，切问近思，潜心钻研，自由探索，追求卓越。要以做厚道人为荣，以浮躁和走"歪门邪道"为耻。

医学的温度

第五，更加重视人才工作。继续采取吸引人才和培养人才相结合，但重在培养人才的方针。创造适合人才成长的良好环境，尊重个性，宽容失败，建立科学的人才评价机制，让各种人才都有用武之地，特别是要为中青年人才创造施展才华的条件。

第六，发挥合校优势，深化有机融合。原北医和北大两校合并，是当年北医领导审时度势，为实现北医长远发展目标而主动提出来的，前后经过 5 年磨合，于 2000 年才得以实现。由于两相情愿，由于循序渐进，由于缜密设计，由于两校兼容并包的传统，合校取得成功。12 年来，双方相得益彰，都从合校中受益，都得到了更快发展。"发展是硬道理"，实践是检验真理的唯一标准。事实证明，原北医、北大合并后采用的在相当长时期里保持医学部相对独立管理的模式是符合客观规律的，是正确的。但是，我们也应该看到，由于各方面的原因，合校的优势还没有得到充分发挥。我们应该与时俱进，不断深化医学部与校本部的有机融合。北医人应该有更加宽广的视野和胸怀；更加勇于开拓创新，不断优化管理体制和机制；更加主动利用北大多学科优势，加强与校本部各学院各学科在教学和研究上的合作；增强北大整体意识，服从北大统一意志。北医人要少问合校给了我什么，而常问自己为合校做了什么贡献。

1896 年，英国人奚安门（Henry Searman）在上海《字林西报》上把中国称为"东方病夫"。自此一个多世纪以来，这顶羞辱的帽子就压在中国的头上，时时刻刻深深刺痛着中国人的心。为了甩掉这顶帽子，一代又一代中国人为完成两个最重要的任务而奋斗：一是把一个积贫积弱、落后挨打的古老大国建设成为一个富强、民主、文明、和谐的现代化强国；二是改造中国民众的健康条件，让中国人具有强健的体魄。

其实，这两个任务一直是紧密联系在一起的。正是由于新中国的建立和经济社会的发展，才有现代医学的昌明，才有中国人健康素质的大大提高，而由此又使中国人重新获得自信与尊严，并在国际竞争中充分发挥劳动力的优势。现代医学在中国的传播，也曾引领科学、民主精神的发展，深刻影响中国人认识世界的方式，使我们明了"天下大势"之所向。

回顾历史，正是要启示未来。今天，我们这些学医、行医的人，悬壶济世，心系苍生，不仅仅是救治患者，也不仅仅是推进医学技术的进步，更是要始终保持北大人的理想主义气质和胸怀天下的抱负。历史把我们这一代人推到了新的重大关头，我们必须继承北医百年传统，通过自己扎扎实实的努力和始终不懈的奋斗，使科学、民主精神在中国发扬光大，使中国的老百姓享有更健康、更幸福、更文明的生活，并且努力促进中国社会的公平、正义与全面进步，从而实现中华民族的伟大复兴。

这就是北医人的百年梦想，这就是北医人的时代使命。让我们牢记宗旨，不负使命，敢于担当，甘于奉献，共同谱写北医新百年的辉煌篇章！

## 医学教师的第一课 <sup>*</sup>

    首先，我祝贺大家成为中国顶级高等学府——北京大学的教师。北京大学相当于中国古代的太学（后来又叫国子监）。太学的领导叫祭酒，教书的叫博士。太学掌教三品以上的文武官员以及国公子孙，各位相当于太学里的博士这样的角色，这是非常不容易的。看看你们的同龄人，多少人里面才能出一个北大的教师？各位新同事从小学、中学到大学，有的还是研究生，可以说是过关斩将，今天能成为北大的一名教师，我建议，大家首先为自己鼓掌。

    在这里，我也代表校领导、医学部的领导向大家表示欢迎。我们现在正在创建世界一流大学，靠谁来创建？最关键的是要靠我们的教师，所以我们对大家寄予了殷切的期望。北医从1912年创立以来，到今年的10月份，走过了90年的风风雨雨，

<hr>

\*  本文根据作者 2002 年 9 月为北京大学医学部新教师入职讲课记录整理。

这是靠我们的前辈一棒一棒接着跑过来的。今天接力棒已经传到了我们的手里，北医的未来是属于在座各位的。我作为一个过来人，想给大家提一点希望，跟大家讲一点心里话。

我想讲的希望，实际上是三句话：做一个好的教师，做一个好的人，做一个好的知识分子。

## 一、做一个好的教师

怎样做一个好的教师呢？这方面我讲自己的五点体会。

**第一，要有渊博的学识。**

除了要掌握自己所从事学科的基本理论、基础知识与基本技能外，还要了解本学科的前沿知识。医学学科最前沿的还是分子生物学、细胞生物学、分子遗传学。这不是追风，而是因为当今无论是在基础医学还是在临床医学、药学、公共卫生等学科里，要想深入研究，都脱离不开这些细胞和分子层面的新学问。当然，每一个学科都还有自己的前沿。我们正处于知识爆炸的年代，学科的界限正越来越模糊，我建议大家还是要把自己的学识拓展开去，对人类基因组学、后基因组学等究竟是什么，现在有哪些重要进展，一定要了解。当然，对基本的信息技术也是必须了解与掌握的。还有外语，我们从小学就开始学外语，一直学到现在，水平到底怎么样呢？好像并不乐观。我觉得这是一件可悲的事情。我曾对北京外国语大学的校长说，我

医学的温度

们的外语教学有问题，我们学了这么多年，还不能自如地阅读，特别是不能自如地跟外国人交流。临床查房时，有多少人能用英语进行沟通呢？外语是交流的工具，特别是在经济全球化的情况下，外语显得尤为重要。提高外语能力，这一点也是我希望大家能够做到的。

除了这些，我们还应该学习更多的东西。我始终喜欢并越来越深刻地体会到英国哲学家培根说的那句话：读史使人明智，读诗使人灵秀，数学使人周密，科学使人深刻，伦理学使人庄重，逻辑修辞之学使人善辩：凡有所学，皆成性格。明智、灵秀、周密、深刻、庄重、善辩，你说哪一样不重要呀！我们都要去提高，都要去学习。那么问题就来了，我们有那么多时间吗？我觉得，大家除了依靠勤奋外，还要解决一个非常关键的问题，就是我们把知识看成一座山，还是一条溪流？我看过1998年《科学》杂志上的一篇文章，收获非常大。文章提出，知识到底是学习者要去征服的一座由事实堆成的山，还是一条由理论和新概念组成的经常变换的溪流？两种观念是截然不同的。如果把知识看成一座座要征服的大山，那么我们征服了一座山，后面还有更多更大的山，怎么也到不了头，我们总是处于对知识的被动学习中。而如果把知识看作一条溪流，你在其中游泳，喜欢或需要抓其中的什么知识就抓什么知识，这样就会感觉非常主动、轻松、有兴趣，效率也会大大提高。

今年入职的399位新教师里，有300多位将在医院里从事临床医疗工作，对于你们，我还要补充一方面的内容，就是希望你们有高超的医术。尽管我不是一个高超的医生，但我当过11年基层临床医生，我想对你们讲四个方面的体会：

第一个是"临床与实践"。临床医学是一门实践性非常强的学科，我们要到实践中去学，仅靠书本是学不到高超的医术的。我本人是1962年进入上海第一医学院的，念了三年基础课，第四年要进入临床学习阶段时，社会主义教育运动开始了，我们就到农村去了，回来又搞"文化大革命"，到1968年就分配工作，所以没有正经学过一天临床医学。他们居然把我分配到陕西省临潼县某医院去当医生，我该怎么面对病人？但我可以告诉大家，我后来居然也成了当地的一位"名医"。我就是在实践当中学的，就靠我在学校里学的基础课的知识以及手里仅有的几本临床手册。我记得很清楚，有一次，北医请当时的全国人大常委会副委员长吴阶平来给我们讲怎么做学问，他就讲他在做住院医生的时候，对阑尾炎这样的病人都是非常认真的。他说，没有一个阑尾炎病人是完完全全一样的。他从病人一进来就从症状、体征、手术一直追到病理，一份一份地做完善的记录。正因为有了这样的积累，他才可能有后来那么好的医术、那么大的发现。大家知道，他最大的贡献就是发现了肾结核对侧的肾脏会发生肾积水，这在教科书上是找不到的，外国人的实践也没有。那是因为中国有太多的结核病人，他对经手的每一例肾结核都认真观察，才可能得出这个国内外公认的重大成果。

第二个是"临床与创新"。大家可能觉得临床很难创新，又不能在病人身上乱试。可是如果我们看看医学史，不用看远，只要看看整个 20 世纪临床医学发生了多大的变化，就能体会临床创新了。单单一个血管缝合就可以得诺贝尔奖，后来的肾移植也得了诺贝尔奖，这都是临床上的创新。

第三个是"临床与艺术"。临床确确实实是一门艺术。初学者要背很多东西，每种病的症状、体征、诊断和鉴别诊断要点、治疗原则，都要背下来，逐个去"对号入座"。但是看看那些名医，我想他们的脑子里再也不会过那些一二三。他们往往一看病人就能得出初步结论，并且多数时候都是准确的。大家看过福尔摩斯侦探小说没有，华生医生就坐在那里，病人走进来，他就知道他是什么病，跟犯罪有什么联系。这些都是经过长期细心的观察、验证，积累而成的。艺术和科学有共同点，就是通过对事实的细微观察，把它提升到形而上的层次。所以，临床是一门艺术。

最后一个是"临床与心理"。要做一个好的临床大夫，不懂病人的心理是绝对不行的。所有的疾病、所有的病人没有不跟心理因素联系在一起的。我给大家讲一个故事：1970 年，我在陕西省临潼县武屯公社当大夫。那时候正在建设西（西安）韩（韩城）铁路，公社组织 500 个民工到韩城县附近的一个山沟沟去施工，我是唯一的随队医生。开始我还带了点药，后来很快就用完了。最后，我手里只有两种药：一是青霉素注射剂，一是小苏打粉。我用这两种药应付了所有的病人，而且病人都说我好得不得了。当然，遇到急性阑尾炎之类的病人，我还是会连夜把他们送到韩城县医院，但是这种情况很少，一般都被我用青霉素和小苏打粉治好了。如果感染的话，我就用青霉素；局部外伤，我就用青霉素粉剂洒在伤口上。大多数病人都是消化不好，因为吃饭不要钱！大家使劲地吃白面馒头，吃完就去上工，冷风再一吹，都说胃不舒服。我说，没问题，一吃我这粉就好。第二天准好，因为他觉着这个药好呀！其实，真正起作用的还有另外一句叮嘱："不要吃得太饱啊！"我待了四个月，换了一位医生去。那位医生要求了许多条件，带了很多药去，但是没过一个礼拜，农民们就把他打回来了。为什么？因为他态度不好，他不懂得病人的心理。

**第二，要有独立的科研能力和出色的科研成果。**

一流大学都是研究型大学。什么叫研究型大学？我同意斯坦福大学校长给研究型大学做出的界定。他说：第一条是精选学生；第二条是致力于知识的探索；第三条是富有批评性的寻根究底的精神。北大的学生是世界一流的学生，这是世界公认的，所以第一条标准没有问题。第二、三条都是与科研有关的，我们就有距离了。

我们是个学校，学校主要是培养人才的地方，为什么一定要搞好科研呢？我有三个体会：第一，我们只有从事先进的科研工作，才能把最新的知识教给学生。第二，做不做科研对学问的感受和理解是大不一样的。我就有这方面的感受，我原来是教病理生理学的，后来到美国去学药理学，研究的是受体。回国以后，我主动要求给学生讲受体学。说老实话，那个时候，我在美国做得不错，还在《自然》杂志上发表文章。但我的科研是在美国教授指导下做的，我自己没有太深的造诣。我也可以给学生讲课，我自己还做了充分的准备，但效果自己并不是很满意。后来，我在中国自己的实验室里把受体研究搞起来了。其间碰到了无数问题，包括标记配体，怎么也标不上，大概花了两年时间才标上。后来，我在受体研究方面做了不少工作，取得了一些成绩。到这个时候，我再去给药理学的研究生讲受体，就完全不一样了。我想，这跟我从事的研究有非常大的关系。第三，搞科研使人有见解。一个人对一个问题有没有思考，有没有见解，跟科研非常有关系。特别是在讲课的过程中，我们要把科研的思维、科研的方法讲给学生。如果自己没有切身的体会，我相信是不可能讲好的。科研和教学之间有时看起来是有矛盾的，比如科研要花很多时间，相应地，在教学上的时间肯定会变少。但是出于上面三方面的原因，我认为还是应该把科研放在非常重要的位置。研究型大学的每位教师都要做科研，这一点我们北京大学以及医学部是坚定不移的。

当然，科研与教学要结合得好，需要统筹兼顾，做出合理安排。既然科研这么重要，那怎么搞好科研呢？我今天只简单地讲一些原则。

第一是要树立宏远的目标。我非常同意王选教授说的要"顶天立地"："顶天"，就是要搞基础理论，要在科学上有新的发现，要在国际一流杂志上发表文章；"立地"，就是指应用研究，要一搞到底，起码要搞到成果转让为止。

第二是要脚踏实地、力克浮躁、拒绝诱惑、沉下心来埋头苦干。我们来看看国家最高科技奖的获得者袁隆平教授。杂交水稻是怎么搞出来的？是靠蹲在田间地头不断地观察，成年累月地观察！再看吴文俊教授，除夕夜他还在计算机机房呢！在计算机设备不足的年代，上机时间最多的不是研究生，而是吴文俊教授。再看王选教授，十几年的工夫积累起来，才搞出汉字的激光照排。

这些可能都太远，那么大家来看看我们的韩济生院士。他从70年代开始研究针刺麻醉，从针麻到针刺镇痛原理，到近年发现穴位脉冲电刺可用以戒毒，让外国人目瞪口呆，这些都是几十年坚持不懈努力的结果。韩济生院士每天早晨不到5点起床，只睡几个小时，连续几十年啊！再说说我们的童坦君教授，我刚到北医工作时，发现图书馆里好多不太有人看的书的借书单上都写着童坦君的名字，当时我还以为是位女老师呢。他从十几年前就开始研究衰老，从建立细胞衰老模型做起，一点一点摸索方法。细胞衰老需要传代培养40—50代，很费时间，他在很长一个时期内，直到退休，都没有做出特别的成果。但他没有放弃，终于在延聘期间发现了衰老的端粒酶机制，当选了中国科学院院士。

讲到这里，我还想讲一讲学风问题。大家一定知道范文澜教授，范教授是我国著名的历史学家。50 年代组建中国科学院的时候，上级请郭沫若当中科院院长，郭沫若就指名让范文澜当中科院的副院长，但是范文澜怎么也不愿意去，后来推脱不了，才担任了近代史所的所长。他当所长以后，请历史学家刘大年当副所长主持所务，自己继续潜心做学问。50 年代，范文澜在近代史所有个讲话，他告诫新进所的年轻人：要埋头做学问，不要想当官，要当官就不要到近代史所来。他告诫年轻的朋友：要想做好学问，就要有视富贵如浮云的精神。现在的诱惑实在太多，做这个挺好，做那个也不错；今天想做这个，明天想做那个……结果什么都是蜻蜓点水，那样是做不好学问的。你们今天既然选择了做北医的教师，就要拒绝诱惑，踏踏实实做学问，只有这样，将来才能成为大学问家。

最后，我给大家的建议就是做学科交叉研究。科学发展到今天，如果要有原始创新的话，我相信最好的道路就是做学科交叉研究。在座的大多数都是医科院校毕业的，我们有一个先天不足，尽管学校的课程中设置了数学、物理、化学等，但是我们的理科底子还是太薄。所以，我建议，大家再多学点别的学科，跨度越大，"杂交"优势越大，将来出的成果越好。我知道，北医的很多年轻人已经开始在走学科交叉的道路了，坚持做下去，一定会有成就的。

**第三，要有认真的教学态度和良好的教学效果。**

教学是一门学问，是要下功夫的，非常重要的一条就是认真和严谨。如果说我这个人还有点特点，那就是勤奋、严谨。我不是在自夸。我这个人比较笨，在家里的五个孩子中，我念书最差。小学考不上好的小学，中学考不上好的中学，笨。但我还是比较勤奋的，尤其是上大学的时候。给我影响最大的是一位生理学老师，当时她还只是一位年轻的助教，教我们实验课。第一次实验报告发下来，我看到她在上面用红笔写的字比我的还要多，她把标点符号错误、错别字，包括逻辑推理不严密处，一一予以纠正。接着，我们起码花了三个小时来完成这份报告的修改，然后她再批。十几次实验下来，对我的思维方法，乃至对我的一生，都产生了深刻的影响。我到了北医以后，第一次给学生上的也是实验课，我也是这么做的。后来，我在美国碰到以前教过的几个学生，他们都说："韩老师，您当时对我们实验报告的批改对我们后来的科研影响非常大！"所以，我想，我们当教师要舍得下功夫，踏踏实实，认真严谨，这是会影响学生一辈子的。做好教师，要认真备课，而且要到学生中去解答他们的疑难问题。

另外一条呢，我们要提高教学效果，要有很强的表达能力。表达能力这一点，我们似乎都有天然的缺陷，这是我们的教育制度造成的。我们从小学、中学到大学，都是坐在教室里面听老师讲，没有练习表达的机会。我们今天当教师了，一定要想

　　　　　　　　　　　医学的温度

办法提高自己的表达能力。我觉得，要提高表达能力，听评书是个好办法。说评书的没有布景与道具，一个人连说带表演，其表情、语调，包括设下的一些"包袱"，总是能吸引人听下去。讲课还有一点非常重要，是要自信，这对于刚刚当教师的人非常重要。你上讲台前可以紧张甚至害怕，但一上台你就要能豁出去。讲课时的非语言表达方式，比如仪表、举止、语气、声调、表情，都是非常重要的。美国有位教授做过一个实验，请几位教授讲课，并录了像，再把声音去掉，只剩图像，也就是说他们的非语言形式全都在这里，然后让学生们看两分钟录像就打分。他们打出的分数居然与有声音时的评分惊人地相似，这说明非语言表达有多么大的作用。

**第四，要做教学改革的促进派。**

要当好教师，不仅要有学问，不仅要有科研，不仅要有好的教学态度，就目前的状况来说，我还希望大家要大胆地推行教育改革。我们现在的教学，特别是医学教学，总体情况不容乐观。现在多数国家都已开始进行 Problem Based Learning（PBL，有翻译为"问题导向学习"），但是我们现在还没有，甚至连启发式的课堂教育、讨论式的课堂教育都很少。在 1998 年的开学工作会议上（那时我还是北京医科大学的副校长，负责研究生教育），我做了一个发言，批评当时学校的医学教育状况。我的原话是："总的来说，目前的教学内容相当陈旧，教学方法相当落后。学生只是知识的容器，在课程学习的海洋中苦苦挣扎，顾不上思考，不知道自己在学什么，越学越麻木，越没有兴趣，越丧失好奇心、求知欲和想象力。一句话，越学越没有创造力和创造精神。"我非常沉重地发现，四年过去了，我们的状况并没有根本性的改变。所以，我想在新教师上岗的时候，寄希望于大家，希望大家大胆地去革新。

首先，要破除一些思想上的误区。"医学教育不能随便去改，人命关天，某些知识要是不学，就会对病人造成不可挽回的损失。"我觉得这是一种错误的言论。我们面对的病人没有一个是一样的，比起其他学科的研究人员，我们更不可能只用课堂上学来的知识解决问题，而是更需要有在实践中解决问题的能力。所以，医学教育没有任何特殊的理由来反对改革。

其次，教学的内容和课程需要改革。现在各门学科之间有非常多的重复，很多东西现在不一定要学。譬如，我认为传统组织学的内容分到解剖学与细胞生物学去就行了。解剖的课时真需要那么多吗？在座的都学过解剖学，我问大家肱动脉的走向与毗邻，还有谁记得吗？谁要是记得，我认为他是天才。当外科医生的时候再去查肱动脉怎么走就行了。我在上大学的时候始终没有学懂腹股沟的立体解剖层次，记不住那么复杂的毗邻结构，后来做外科手术时一看就明白了，与尸体上看到的完全不同。药理也是，要讲具体的这个药那个药——到毕业的时候，你学的那个药还用吗？我现在还是病理生理学的教授、中国病理生理学会的理事长，我觉得，病理生理学课的多数内容

　　　　　　　　　　　　医学的温度

完全可以放到临床课程中去，等学生学完临床课后，再请病理生理学的老师做几次总结性讲座，这样的效果会好得多。而与此同时，还有很多需要了解的东西，我们的医学生却没有学。国际医学教育联合会确定了医学教育的最低基本要求，其中有一方面是沟通技巧（communication skill），我们却没有这门课程。美国医学院校的课程设置差别很大，但只有这门课是不可或缺的。我们今天不少年轻医生在门诊看病头都不抬，病人进来他们第一句话就是："什么毛病？"人家说："我要是知道什么毛病还来找你？！"还没看呢，就一包气。另外，生物信息学、循证医学、卫生经济学等都是必须学的。北医刚刚做过一个调查，有 75% 的学生对中国的卫生政策不了解，这怎么行呢？

另外，教学方法也要改一改。首先，老师是不是少讲一点，让学生多讲一点，多来些讨论。爱因斯坦讲过："教育应当使所提供的东西让学生当作一种宝贵的礼物来接受，而不是作为一种艰苦的任务要他去负担。"哈佛大学商学院有一个做法，一门课的最后考核成绩中有 50% 是课堂讨论分，就是考查学生们在课堂中提问的次数与质量。这条经验很值得借鉴。我们课堂教学的比例很高，30 个周学时，总也降不下来。几年前，我就提出，能不能降到 20 个周学时，最多不要超过 24 个周学时，给学生更多的课外时间，不是让他玩，而是让他自己学习。如果没有给他课余的时间，他怎么可能主动来学习呢？

此外，关于考试。考试要不要？考试是一定要的。教师手里如果说还有什么能让学生听话的东西，除了你的魅力、你的知识以外，就只剩下这根指挥棒了！这个指挥棒指得好不好，是非常有讲究的。我们现在都是让学生背，那么为了培养学生的能力和素质，我们应该怎么来考呢？把百分制取消掉，变成五分制好不好？五分制比百分制好得多，为什么呢？96分与94分有什么大的差别呢？但分配的时候往往就差零点几分，你能留下，他就不能留下。如果采取五分制，五分与四分之间的差别就不大了，大家不必去计较一些小的差别了，也有利于鼓励学生花时间与精力去提高能力与素质。还有，我们一定要注意个性的教育，发现个人的特长，促进个性的发展。

**第五，要热爱当教师。**

要当好教师，最根本的还是态度问题，是内心到底想不想当一个好教师的问题。如果在座的有人今天就说不想当一个好教师，那现在还来得及，可以转行。如果你认定了要当教师，当北大的教师，那么你一定要热爱这份工作！北大国际关系学院的一位同学写了一篇文章，题目叫《燕园的老师》，写得非常精彩。我念念其中的一段："这里的老师竟是如此地以学生为骄傲。我们系有一位国际知名的专家，大二上学期得知有机会上他的课，大家欢呼雀跃。盼到第一堂课，教授的知识、风度、口才使听这节课成了一种享受。而他看着这些年轻的脸庞动情地说：'我已经很多年没有给本科生上课了，但是我喜欢和年轻人在一起的感觉。你们有朝气，有强烈的求知欲，有无数新鲜的思想，所以今天是我的节日。'也许只有在北大才有这样奇妙的师生默契，才会不约而同地把课堂变成节日的盛会！"我想，不管是教师还是学生，我们在学校有相当一部分生活是在课堂上度过的，教师要把站在这个讲堂上看作是自己的节日，学生同样要把课堂的学习看作是自己的节日。

教师和学生之间有一种沟通，有一种相依相存、说不清道不明的关系。教师讲得怎么样，跟下面的学生是非常有关系的，如果学生都在下面睡觉或者是乱走，这个教师绝对讲不好。所以，学生的反应也是非常重要的。北大中文系教授袁行霈先生，是一位国学大师。他有一次跟我讲，他给北大的学生讲唐诗课，他在上面开个头朗诵一首诗，底下的学生马上就会附和着跟他一起来背诵这首诗。他说："我越讲越觉得是种享受，最后我觉得自己简直就像成仙了。"但有一次他被别的学校请去，他讲的过程中底下的学生都很木然，他马上觉得没什么好讲的了。所以，教师要讲学生想听的东西，学生的反馈对教师是非常重要的。

以上我讲了那么多怎么当一名好的教师，但如果到此为止，你们仍然当不了一名好的教师，为什么？我下面讲，希望大家做一个好的人。


## 二、做一个好的人


《大学》里面讲："物格而后知至，知至而后意诚，意诚而后心正，心正而后身修，身修而后家齐，家齐而后国治，国治而后天下平。自天子以至于庶人，壹是皆以修身为本。"其实西方也是一样的，他们认为高等教育是博雅教育。什么叫博雅教育？北大在百年校庆的时候请哈佛大学当时的校长陆登庭（Rudenstine）来做报告，他对此有精辟的阐述。他说："最好的教育不仅使我们的职业更加成功，而且使我们成为更能思索、更爱探索、更具洞察力、更加完善和充实的人，使我们的生活更加有趣和有意义。"尽管医学院培养的是医生，我们也不能忘记更重要的是做一个很好的人。只有做一个胸襟宽阔的人，才能把学问做得恢宏深远，才能够为人师表。

那么，对一个教师来讲，怎样才算是一个好的人呢？这是一个非常难回答的问题。我首先讲一下关于人生境界的问题。北大的哲学大师冯友兰先生曾说过：人生的境界分四种。自然境界是指人对自己行为的、生活的、生物的直觉；功利境界是指人知道自己的行为是满足私欲的；道德境界是指自己的行为是利他的；天地境界，也就是哲学境界，是指人自觉地超越了社会，为天地立新的意思。前两种是自然的产物，后两种是精神的创造。人生境界表现在心理状态上，古人称为"胸襟"或者"格局"，而表现在人的言谈举止或者行为上面，则称为"气象"。一个人的格局、气象听起来好像很虚，其实是我们随时可以感觉得到的。冯友兰先生曾经这样形容蔡元培先生的气象："我在北京大学的时候，没有听过蔡元培的讲话，也没有看见他和哪个学生有私人接触。他所以得到学生们的爱戴，完全是人格的感召。道学家们讲究'气象'，譬如说周敦颐的气象如'光风霁月'。又如程颐为程颢写的《行状》，说程颢'纯粹如精金，温润如良玉，宽而有致，和而不流。……视其色，其接物也如春阳之温；听其言，其人也如时雨之润。胸怀洞然，彻视无间；测其蕴，则浩乎若沧溟之无际；极其德，美言盖不足以形容'。这几句话，对于蔡元培完全适用。这绝不是夸张。我在第一次进到北大校长室的时候，觉得满屋子都是这种气象。"我不知道大家有没有过这种感觉，可能我们接触的伟人不够，但是你接触到一个优秀的人，有时会感觉到一种"场"，那就是那个人的格局、胸襟、气象，那是靠平时的修炼形成的。

也许大家觉得这些太抽象了，我给大家讲另外一个故事。周恩来是一个伟人，为什么这么讲？我们可以讲他给中国革命做过多大贡献，为人怎么怎么好，但基辛格的表述很有意思，他说："我第一次见到周恩来的时候，就感觉到我什么话都得跟他讲。"他最近又说，他现在时常回忆起跟周恩来相处的那些日子，有一次谈判完了以后，周恩来邀请他到自己的办公室去看一看，他当时觉得办公室有什么好看的，就回钓鱼台了。后来他才知道，中国的领导人是从来不让外宾到自己办公室去的。他说，他直到现在还在后悔当时怎么那么无知、那么糟糕。他现在到北京，经常要到纪念周恩来的地方默默地站一会儿，来回忆、追悼这样一位伟人。我想，这就是周恩来的人格魅力！

作为一名教师，我们不仅要注重学问，更重要的还是要拓宽胸襟、涵养气象。最近，在北大的科技奖励会上，王选教授讲了一段话，我感受非常深。他说："什么叫好人呢？季羡林先生说，关心别人胜于关心自己的人就是好人。我把它修改一下，关心别人和关心自己一样都是好人。"听了这个报告以后，我觉得我们的准则具体了很多。做人的最基本要求，实际上也很简单，就是诚信，就是正直，言必信，行必果。如果你能做到这些，大家一定会觉得你是一个好人。当然，做到是不容易的，要靠自律，要靠修养。

这里我想强调，要学会和周围的人相处。为什么我们北医有的教师，甚至一些挺有名的教授，彼此间那么不能相容呢？是不是因为我们整天看细胞、看组织、看病，而看人以及人以外的东西，如宇宙、社会，看得太少了呢？事情是要靠大家来做的。Windows 2000 是超过 3000 名开发工程师和测试人员一起做出来的。"人类基因组计划"完成发表文章时，整整两页都是作者呀！现在科学发展到这个程度，不是靠个人可以做到的。尤其是我们做生命科学的，现在确实到了一个新的时代，必须联合起来。如果不能跟人合作，那怎么能做出学问来？要乐于帮助别人，做人不能太精，如果你的是我的，我的还是我的，那谁还和你一起做事情呀？还有一点是很重要的，不要害怕别人超过自己，要承认别人的贡献。要学会欣赏别人，还要表达出对别人的欣赏。要能包容人，这一点也很重要，别人的事传到

医学的温度

自己耳朵里，当不能判别是好是坏的时候，就先往好的地方想。要善于换位思考，要虚心听取别人的意见。古人讲：虚怀若谷，宰相肚里能撑船。你能做多大的事情，取决于你的胸怀有多宽广。我讲那么多与人相处的事情，最根本的是这一点。法国文学家雨果说过：世界上比大地宽广的是海洋，比海洋宽广的是天空，比天空宽广的是人的胸怀。已故的王志均教授也经常用这句话来教育我们。

实际上，在我们北医就有很多"做人"的典范。我们的老校长胡传揆先生，他去世时把自己的骨架献给了学校做教学。我们时常在他的骨架前缅怀他生前的高风亮节。他是位党外人士，在极"左"思潮盛行的年代，处境艰难，但他为推动北医的学科建设和教学改革竭尽全力。我们的王志均教授，他的塑像现在在生理楼的二楼，他是一位大家热爱的教师，不仅因为他书教得好，更重要的是因为他的为人。他在90岁的时候写了一首诗，反映他一生做人的原则："淡泊名利终一生，灯红酒绿视烟云。忠诚勤奋思报国，清廉朴素教儿孙。但求正直无私意，不做趋炎附势人。此生来日无多也，白鹤黄鹄待我乘。"他写完这首诗一年就去世了。他去世前几天，我去看过他，他还念念不忘生理学科的建设和北医的发展。他留下遗嘱，去世以后把他的脏器献给学校的教育事业。我建议大家去看一看王志均教授贡献的脏器，以勉励我们做一个好的人。

### 三、做一个好的知识分子

我讲这个，可能大家觉得奇怪，我们大学毕业，有的博士毕业，难道不都是知识分子吗？我认为不见得都是，这里牵涉到知识分子的定义。知识分子当然得是读书人，但是除了有知识、有专业以外，还必须关心国家大事。如果一个人不关心政治，不关心国家的命运、人类的前途，即使是一个著名的专家、学者，我也不认为他是知识分子，因为知识分子是要跟国家、民族的命运联系在一起的。

中国的知识分子历来就有爱国的传统，有一种"先天下之忧而忧，后天下之乐而乐"的情怀。屈原因为报国无门而著《离骚》；陆游写下绝笔《示儿》："死去元知万事空，但悲不见九州同。王师北定中原日，家祭无忘告乃翁"；文天祥留下"人生自古谁无死，留取丹心照汗青"的豪语；鲁迅先生以自己战斗的一生，写下"灵台无计逃神矢，风雨如磐暗故园。寄意寒星荃不察，我以我血荐轩辕"的诗句。

共和国成立半个世纪以来，为了振兴中华，无数知识分子献出了自己毕生的精力。邓稼先教授明明知道有超剂量的放射线，还是第一个跑到原子弹爆炸的实验地去取样本，后来得了癌症，英年早逝。北大的老校长马寅初先生把国家和民族放到头等重要的地位，50 年代初期就看到了我国的人口问题，提出"新人口论"，并在 1957 年作为一项提案提交到全国人民代表大会，结果遭到了大规模的批判，官职被免，最后校长也不能当了。但他仍坚信自己是正确的，他说："我虽年近八十，明知寡不敌众，自当单身匹马，出来应战，直至战死为止。"知识分子的气节令人感叹。周培源先生也当过北大的校长，他不光是一位伟大的科学家，曾在广义相对论与湍流理论的研究方面取得过举世瞩目的成就，他在 70 年代初就批评过"文革"时期教育方面的错误，建议中央重视理科教育和基础研究，虽然受到"四人帮"的打击，但仍坚信自己是正确的。他们都是中国当代最优秀的知识分子，我们要向他们学习。

各位新同事，从今天开始，大家就是北京大学医学部的教师了，我希望你们站得高一点，看得远一点，能时时想到自己的历史责任，随时不忘做一个好的教师，做一个好的人，做一个好的知识分子。

北医的未来属于你们，祖国的未来属于你们，美好的未来属于你们！

# 附录  幸福就是为别人做事 <sup>*</sup>

> 我是一个乐观主义者，一个人活着就是要为别人做事，这种幸福是任何财富都代替不了的。

——韩启德

## "我是一个乐观主义者"

韩启德 1962 年进入上海第一医学院，学习三年医学基础课后就遇到"四清"运动和"文革"，于 1968 年被分配到陕西省渭南地区临潼县的一个公社卫生院。当年 23 岁的他，没有临床知识，却是医院里唯一受过医科大学教育的医生；听不懂陕西话，他就找当地老乡聊天，学地方语言；他依靠从上海带来的几本临床手册，边干边学，内、外、妇、儿、五官科什么病都看，还建起了手术室和化验室，并学习了中医，学会了针灸，成为一个名副其实的"全科医师"；他为当地老百姓治愈了不少疑难杂症，成了那里的"名医"……回忆当年，韩启德感慨地

---

\* 本文原载《正谊明道：上医院士如是说》（复旦大学出版社，2012 年），陈克铨、周晓钰采写。

说，他并不觉得那里的生活艰苦，因为那里有用武之地，"能够为别人做事，心灵上是愉悦的"。就这样，韩启德和爱人袁明在黄土地上生活了近10年，如果没有后来的改革开放，他们就在那里扎根了。

韩启德还在临潼培训了一批"赤脚医生"。不久前，韩启德去看望了其中的一位，他从70年代初以来一直是村医，但几年前不做了，因为他看病可以，考试不行，拿不到"证"。韩启德问他现在靠什么为生，他说靠家里几亩地租给别人种以及子女做些小买卖。问他每天干什么，他说还是给人看病。没"证"，但别人相信他，他就给人打针开药。问他打针收多少钱，他说不要钱。韩启德说收点费合理吧，他反问：你当时在这里给人打针收过钱吗？几十年过去了，老医生们还是以韩启德为标准，这让他感动不已。

韩启德把自己在基层工作的经历称作"人生最重要的财富"，一直鼓励年轻的大学生毕业以后到基层去，鼓励年轻人到最需要的地方发挥自己的才智。他认为，年轻人要有理想，要有奋斗精神，要主动争取到艰苦的地方去锻炼、去成长、去发挥作用。这一点，在任何时期、任何社会都是鼓励倡导的。他不仅鼓励年轻人，而且对年轻人去基层锻炼抱有极大的期望。他说："我是一个乐观主义者，我认为现在的年轻人比我们那时候强。当时我们去农村，是响应党的号召，没有自己的想法。现在的情况不一样，年轻人有了更多自主选择权，也有很多毕业生去了基层，去了边远的地方，去了农村。我相信，将来很多优秀人才会从去那些地方的人当中涌现出来，他们可能比我们当时做得更好。"

最近有媒体报道，我国医学毕业生一年是 60 万人，但是有 50 万人转了行。对此，韩启德却持乐观态度。他认为，一方面实际上可能没有那么高的比例，不同的学校，就业情况不一样，应该鼓励毕业生从事更适合自己、自己更感兴趣的工作。譬如，如果记者中学医的少，就不容易写好关于医疗卫生方面的报道；《人民日报》的记者白剑锋是医学出身，他写医疗卫生报道就很到位。从另一方面看，就业应该多元化，如果医学毕业生中有人去当记者，去当法官，去做其他社会工作，对整个社会也是一种积极的贡献。

韩启德举了北医 84 级一位学生的例子，这位学生毕业后考入中国音乐学院艺术心理专业，后来去了匈牙利，再后来翻译诺贝尔文学奖获得者、匈牙利作家凯尔泰斯的作品，现在著作等身，成了著名作家。近期，为筹备北医百年校庆，韩启德还邀请他和一些毕业后未从事医疗工作的校友聚会，其中有西门子的地区总裁、罗氏家族的高管，还有企业家，他们并不认为没有从事医疗工作是一种浪费，反而认为当时学校的学习对他们今后的生活、道路起了不可替代的作用。韩启德认为，我们的教育要改进，尤其在为人处世能力方面。大学教育不能局限于职业教育，更重要的是要教会学生怎么做人、怎么做事、怎么对待社会，那样培养出来的人，才能更好地为社会做贡献。

"当然，医学本身带有职业教育的性质。"韩启德如是说。我国医务人员缺乏，有去大医院工作的人，也应该有更多有志于到基层工作的人，基层无疑更需要医学人才。"为什么目前还没有做到呢？"韩启德分析，"我们需要改革，让我们的毕业生能够在基层、在农村找到自己乐意献身的事业和更能实现理想的地方。现在是社会转型期，一切都在变化当中，希望通过我们的工作将这一改革推进得快一点。我相信，未来是会有所改进的。"

## 极力反对学术不端行为

韩启德于 1997 年被评为中国科学院院士，曾经获得过不少奖项。可是，90 年代末期以后，他再没有参加过任何奖项的评选，这在国内是罕见的。这一外人眼里的"惊人"举动，在韩启德看来，却是"理应如此"。

"我比较早地认识到现在奖励制度的局限性。"韩启德非常直率地说，"一则自己的研究只是起到了加一块砖、添一块瓦的作用，不值得获奖；二则从 2000 年以后，我主要从事行政工作、参加社会活动，不再集中精力做科研，既然没做科研，申请什么奖？我比较反感那些自己不做科研却把其他同志做的工作挂上自己名字的事，特别是后来我当了中国科学技术协会主席，对浮躁学风、学术不端更是明确表示反对。"

在韩启德当选科协主席后的第一次集体采访中，有一个记者问：就任科协主席后，您最想做的是什么？他当时不假思索地说："加强科学道德和学风建设，纠正浮躁学风。"此后，他又刻意补充了一句："从我自己做起。"

而他如是说，也如是做。韩启德选择科研接班人的要求是"淡定"二字，用他自己的话说，就是"我们说得很清楚，是真正做科研，有多少成果就是多少成果。我们研究所都是在这方面有共同认识的人。我们反对的是浮躁的风气，这不影响我们工作的动力和进展"。韩启德以前的实验室工作一步一步很扎实，发表的论文虽然不是很多，但一般都是积累几年、获得真正有意义的结果后才写出的，这一点让韩启德很骄傲："我们注意学科交叉，引进新方法。有一位年轻的博士后，我给他布置的是深入我原来做的受体单分子研究，观察受体分子激动后在活细胞里的活动轨迹。这个工作很难。他与北大化学系和工学院合作，还用到数学计算的方法，终于做出了一些成绩。在2005年的国际肾上腺受体研讨会上，他的报告让外国的许多学者吃惊，因为他们只能显示单分子受体在细胞里的位置，而我们是给大家放电影，显示单分子在细胞里的移动，还用数学方法定量计算出它的移动速度。"

"做科学研究要沉得下心来"，韩启德始终秉持这一观点，而这也正是科学家的主要品质之一。"要有激情，还要耐得住寂窦，不把科学研究当作个人名利的敲门砖。如果发表论文就是为了评教授、评院士，那没有多大意思。"韩启德反复宣传、提倡这种品质，对年轻人加以引导，使他们少走弯路。

韩启德上任科协主席后，推动了一系列措施，使国内浮躁的学术风气得到了一定程度的遏制。从 2011 年开始，他着重在研究生里开展科学道德和学风教育的活动，请做得好的科学家来现身说法。韩启德说，所有的研究生都要接受一次这样的教育。首先要让他们知道什么对，什么不对，什么违反了科学道德，什么是剽窃，什么是抄袭……把这些最基本的东西告诉大家，围绕科学道德，探讨对科学精神的理解。科协颁布了专门的规定，并受理了一些学术不端案件。同时，科协组织了一些好的学术活动，比如青年科学家论坛，新观点、新学术研讨会等，都是小型的，就是针对某一个点，请在这个领域里工作的年轻人，一二十个或者三四十个，面对面地碰撞、讨论、争论。这样的学术会议很受青年科研工作者的欢迎。


## 大力改善人才环境


尽管工作繁忙，但韩启德仍兼任欧美同学会会长长达九年。"我觉得这份工作很有意义，"韩启德显得非常自豪，"总体来讲，留学人员已经并正在发挥越来越大的作用，例如现在北医一线工作的教师几乎都是留学回来的。"

韩启德清醒地认识到，在国家发展以及人才政策的鼓舞下，留学回国的人才越来越多，水平越来越高。虽然到目前为止，很多最高水平的留学人员还没有回来，但这也是必然的。对此现象，他的分析客观而中肯："人往高处走，水往低处流，这是自然的社会现象。中国的人才环境和美国等发达国家相比仍然有很大差距。如果有了很好的人才环境，我们自己培养的优秀年轻人才一样能脱颖而出。同样一个人，为什么到了美国似乎就变得厉害了呢？人才成长的土壤不一样。那么，怎么让土壤好起来呢？"

针对这一问题，韩启德经常与留学回国人员交谈，呼吁他们不要只是一味埋怨国内人才环境不够好，他们本身就有责任让土壤变得更好，从而引进更好的人，回来建设更好的科学文化。韩启德说："我们的进步是非常快的。现在引进人才的水平十年以前不能比，再过十年呢？如果我们的国家能够维持稳定，继续按照这个速度发展，到那时回国人才的水平将会更高，会使国家发展更快。我始终认为，我们要把重心放在改善人才成长的环境上面。土壤好了，人自然就会回来；土壤不好，再请人家回来也不顶用，甚至还起副作用。"

韩启德担任北京大学医学部主任期间，北医一直积极引进人才，但又不完全依靠引进人才，而是致力于搭建好平台，让每个人都有用武之地，重视年轻人，为他们大力营造好的成长成才环境。

在 2012 年北医的春节团拜会上，韩启德再次强调："只要信任现在的年轻人，他们就是不出国，也完全可以做出很好的成绩，因为我们现在的信息、实验条件都已经很好了。"事实也是如此，北医有几位没有出过国的研究人员工作已经做得非常好了，这些人虽然土生土长，但已经锻炼出来了。

韩启德认为，中国的留学政策绝对是小平同志开创的伟大之举。起初看，西方人占了便宜，用了我们的人才，但从长远讲，我们也从中获得了最大的好处。小平同志是有胸襟的，他相信留学生总要回来的；就是不回来，他们也都有一颗中国心，可以在国外发挥作用。

## 有了爱，就有了责任

从一个没有临床经验的上医毕业生成长为农村、基层的"名医"，从陕西黄土地的"名医"成长为中国科学院的院士，从就任中国科协主席六年，纠正学术不端、陋习取得成绩，到任欧美同学会会长九年，培育改善人才环境，再到担任九三学社中央主席、全国人大常委会副委员长，在高层参政议政……韩启德始终兢兢业业为人民服务。他的动力来自何方？

"有一次，我去一个农民家巡访，想看看他家几天前出麻疹并发肺炎的孩子病况如何。母亲从满炕的孩子中抱起患病的那个说：好了，好多了。可是一回头，却发现另一个孩子已经死了。农民对疾病没有隔离的意识，也没有防范的条件。这件事让我难过了很久，我那时就开始意识到了责任。"

"随着阅历的增加，特别是当了九三学社中央主席、全国人大常委会副委员长以后，有更多的机会扩大视野，去全国各地看看，这也激起了我更强烈的责任心。"

"九三学社是参政党，每年总书记、总理都要与我们座谈好多次，征求我们的意见。2003年以来，我们差不多每年都有标志性的参政议政成果，这种成就感，不仅有看好一个病人的那种为别人做事的愉快，还有一种服务了更多人的幸福。所以，你们问我的世界观是怎么形成的，我认为，世界观的形成是与自己的经历分不开的，不仅要读书，要接受教育，还要在实践中用心去感悟。我年轻的时候能够到基层、农村，后来能有机会到落后的地方考察，这些经历和实践决定了我对种种社会现象的看法，决定了我对社会发展进步所持的态度，形成了我判断价值的标准和人生的追求，也加深了我对周围人的爱，加深了我对我们民族和国家的爱。有了爱，就有了责任。"

"我比较强调爱心，"韩启德说，"这与从事医学行业有关，也与个人承担的责任有关。爱心是在承担责任中形成的，责任是在为人们服务的过程中担当的。"

正是有了爱心、有了责任，才有了韩启德在诸多方面做出的赤诚奉献和卓越贡献。韩启德说："我喜欢科学，做科研非常有趣。但是我承担了这些工作（行政和社会工作），那没什么话讲，就要放弃科研，这也是奉献。科学实验做出成绩是对社会的贡献，作为科协主席，能把科学共同体中更多的人发动起来、团结起来，也是贡献。我把现在承担的每一项工作都做好，创造出更好的环境，让更多的人做出更大的成绩，也一样是贡献，或许贡献更大。"

"我对我们中华民族充满信心。"韩启德的乐观态度再次清晰显现，"回过头看历史非常重要，我们不用多看，就看这100多年。中国这100多年的进步是西方国家和中国任何历史时期都无可比拟的。我们现在还处于社会大转型时期，不可能一下子解决所有的问题，要有耐心。现在我们多数人吃、穿、用、行等一般的生活都没有问题，60年代能想到会有这么好吗？我当时在临潼农村，生活很差。现在那里农民的生活发生了根本性的改善，这得益于我们制度的优越。现在社会发展了，我们的制度也在不断改进之中，相信我们国家的未来会越来越好。"


## 人活着就要为别人做事


在农村当医生11年的经历，对韩启德的人生影响巨大，他深刻体会到"人活在世界上就要为别人做事"，因此，他忘不了那个年代："在农村时，我总是尽力把工作做好。我把所有的爱都给了病人，病人也爱戴和敬重我，有时候恨不得把心挖出来送给我。我二十几岁时就被农民叫'老韩'了，那是出于对医生的尊重。那时从来没有人带红包来看病，但当我早上推开房门出来时，常常会看到窗台上放着几个馒头、几个鸡蛋，没有人留名，他们是发自内心的感谢。"

有一天，来了个患了肺炎的新生儿，已经呼吸衰竭并发心力衰竭，全身发绀。韩启德没有放弃，他让患儿睡到自己床上，一晚上起床好多次观察、救治患儿。经过三天三夜的抢救，终于救活了那个孩子。他母亲非常感动，牵着大女儿对韩启德说：家里太穷，我没法感谢你，你就把她领走吧。女儿可是母亲的心头肉啊，这让韩启德感动得不知所措，至今提起，仍唏嘘不已。

韩启德 30 多年后再回到陕西农村，这位母亲已经 70 多岁了。她问韩启德现在在做什么，但她不懂全国人大常委会副委员长是什么。她大儿子是中级人民法院的一位法官，跟她说，就像电视里面的宰相刘罗锅。她听懂了，说了一声"好人有好报"。后来韩启德再次回去时，患儿的父亲已经 80 岁了，当年救活的小孩也已 40 岁，全家人排成一大排，站着等候韩启德。

"这种爱，让我感到幸福。我幸福，我曾经为他们做过事！"韩启德说，"当时我是拼命为当地老百姓服务。上面说的那个赤脚医生，当时我也带着他，两个星期教会他打针，慢慢他也学会了诊治不少病，后来在当地的赤脚医生里挺有名气。我现在跟他还是好朋友，他比我大一岁，打电话都叫我老弟，这种感情对我影响很深。虽然当时因为家庭出身问题，我做得再好，也没有得到过什么荣誉和表彰，连一个积极分子都评不上，但农民不管，他们尊敬我。所以，我在农村的生活非常充实，这充实也慢慢在我心里留下了烙印：为别人做事，能给别人带来幸福，就是自己最大的愉快、最大的幸福。"

李嘉诚投资汕头大学，邀请韩启德做校董，于是韩启德来到汕头大学。当时有一个女教师找他，她说：你就是韩叔叔呀！韩启德想不起她来。她说：我是你救活的。她给韩启德讲了过去的情况：那时候她是中学生，得了急性阑尾炎，肚子痛，家里条件差，硬扛着不看医生，后来化脓了，以至脓毒血症、高烧、昏迷了三天。送到医院来，韩启德给她做了手术，抢救过来了，还出钱帮她付了医疗费。此后她立志要学医，当一个像韩先生那样的医生。遗憾的是，她后来没能考上医学院，却考取了陕西师范大学数学系。毕业后到了汕头大学，还去了日本留学。再见韩启德时，她已经是副教授了。她说韩医生的脸跟她当年醒过来时看到的是一样的，她专门手工绣了一个陕西民俗风格的纪念品送给他。这样令人感动的事还有很多很多，韩启德说："受到人们真心的尊敬和回报，真的很幸福！也让我深切地感受到：幸福就是为人们做事、为人们服务。"

韩启德还念念不忘挚友——北医三院骨科大夫马庆军。2008年的一天，马庆军晕倒在手术台旁，抢救后发现了晚期肝癌，瘤体破裂导致腹腔大出血。可是病情稍一恢复，他马上又回来工作了，他说要把剩下的时间都给病人。2010年，北医三院有一个暑期援疆任务，他坚持要去讲课，还说：这是我最后一次贡献。但是病情很快加重，马庆军再没抢救过来，去世时才 56 岁。马大夫曾被评为"首都十大健康卫士"，去世以后卫生部号召向他学习。他非常朴实，从来不说漂亮话，对病人很好，他去世以后，病人都自发地来悼念他。韩启德感慨地说："现在的社会有一些负面的东西，但也有真情在。马大夫去世以后，我写了一篇文章，一边写一边流泪。人活在这个世界上到底是为什么？人活得再长也不过就是百岁而已，微不足道。一个人、一株草、一棵树，从大自然的角度来讲，没有什么大的差别，唯一的差别就是人会思考自己存在的意义，思考活在世界上到底是为什么，这是人最根本的东西。希望年轻的朋友们更多地思考这些问题。一个人活着就是要为别人做事，这种幸福是任何财富都代替不了的。"

## 加强医学人文教育

韩启德对很多社会问题都有自己的见解。作为医学教育群体中的一员，韩启德认为，医学教育最根本的是要加强人文教育。现代医学技术的发展给人类带来了福音，但是如果缺乏人文掌控，就容易坠入技术主义的陷阱，也会给医疗公平、给人类健康带来负面的影响。

然而，人文是讲课讲不出来的，它是一种文化，是潜移默化的。老师对学生有最大的影响，老师的言行举止、老师的待人

医学的温度

接物、老师的处世哲学对学生的影响很大。韩启德对人文教育"这一类大事绝对关心","跟学生座谈,在学生中间开展'爱、责任、成长'主题活动等,并专门成立了人文研究院,加强医学史研究。我特别希望医学生多读一点文学作品,文学对人的影响是非常深的"。

最近,韩启德又在北医推出了叙事医学项目,在八年制临床医学专业最后一年的在读学生中做试点,要求他们写两份病历,一份是常规的医学病历,一份是人文病历。人文病历写病人患病以后的内心世界,是不是恐惧,见到医生第一面是什么感觉,家里面是什么反应,住院的时候遇到了什么事,对治疗结果有什么想法……把这些记录下来。北医还准备围绕这些方面写剧本、拍电影、组织专门的学生活动,当然,病人也可以写。以前的医学教育只是教学生怎么诊断疾病、治疗疾病,而不是着眼于预防,或者说"治未病",尤其是学生不知道如何关注病人的内心世界,他们毕业后不能适应现在人类健康发展的新需要。现在的医学教育力求让医学生在第一次接触病人时,在他职业生涯伊始,就首先把病人看成"人",而不是"病",真正以人为本,更好地为人们的健康服务。

关于医学院的学制,韩启德也有自己的观点。他说:我们是发展中国家,医务人员那么缺乏,需要培养临床上拿得起来的高素质的医生。韩启德主张5+3,即本科5年,住院医规范化培训3年。学制内教育是永远不可能代替毕业后教育的,过长的本科学制不符合中国国情。医学研究，特别是临床医学研究，更需要临床经验，所以韩启德主张，晋升到主治医生后再回来做研究。

作为医疗卫生战线的一员，韩启德对我国医疗卫生事业的改革高度关注。

他认为，到目前为止，国家的医改效果是明显的，从投入和产出的功效看，也是比较理想的。我国用于医改的钱主要投在两个方面：一是城镇职工、城镇居民和新农合的医疗保险，覆盖率超过了95%。低水平、广覆盖，这个了不得，特别是使大量的农民得益。这笔钱下去，实打实地供给需者，反过来需者又促进了供者，乡镇医院马上活起来了。为什么呢？新农合报销比例大，农民有病都来看，乡镇医院就更好地发挥了作用。二是投给了公共卫生，人均数字还在逐步提高，尽管效率还有待改进，但收效也是明显的。基本药物改革效果不太明显，主要不是医院的问题，而是市场经济不完善，流通领域赚得太多。

现在"保基本，广覆盖"基本上已经做到，但是韩启德又提出一些注意点。

一是全国医保水平要基本统一，底线要统一。基本医疗报销的内容和比例，青海与北京差别不能太大。而现在地区差别太大了，如果不注意，还会越来越大。为了不产生新的差别，看病报销的内容和底线不能随便提高，要提高全国都提高，由国家填补地区差。

医学的温度

二是公立医院改革要慎重。他认为，与全世界其他国家的医院相比，我国公立医院的效率是很高的。"全世界有多少医院的医生半天可以看 40 个病人？哪个国家的医生有我们的医生这么辛苦？哪个医院能以这样低的成本解决这么多的病人？如果都像美国的医院，一个医生半天只看几个病人，收费又高，国人就更没地方去看病了。我们的医改一定要从实际出发。"

作为上医校友的韩启德，身上充分体现了他所总结的上医特点"正谊明道，严谨厚实"。而韩启德就是在这厚实中显乐观、显随和、显坦诚、显睿智、显博识、显深刻。